全国百家电视台热播

养生一点通

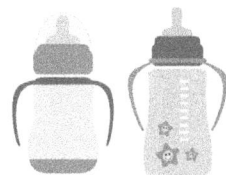

孩子身心健康自然乖

光线传媒 《养生一点通》栏目组 | 编

东 方 出 版 社

目 录
Contents

前言 《养生一点通》是个这样的栏目……

另类——在光线传媒这个制造娱乐产品的"梦工厂"里，它算得上是个另类。那些明星的光环、当红的歌曲、流行的影视剧都不是主角，都隐藏了锋芒，只为讲述生命的本质。从这个角度上看，它算是"光线出品"的"另类"了。

但它的时尚靓丽、轻松明快又是鲜明的光线印记。它并不说教，也不作秀，关心的是最普通人家都关注的衣食住行。在繁多的养生节目中，这样的调调也算是另类了吧。

实用——它以实用性为第一宗旨，注重细节却不拘囿其中，关注生活的方方面面，如：牙疼了得看医生，但刷牙的习惯更应引起重视；腰围可能和寿命息息相关；加湿器也可能变"杀手"……其实，它并不是要告诉大家任督二脉或者内科外科到底如何划分，而是想告诉大家怎么做一个"生活家"。

真诚——它开播已有一年多，节目量也积累了几百期。这几百期节目中的专家，无一不是经过层层筛选，无一不是在各自领域出类拔萃、有独到观点的业界翘楚。听闻这几百期节目精华即将出版成册，很多专家表示，能将自身所学与更多人分享，解答受众的疑惑，帮大家提高生活质量，实属极快慰之事。单就这点而言，就可见节目内容绝非虚情假意、人云亦云。

它就是《养生一点通》，另类、实用、真诚。播出一年多以来，就赢得了观众的信赖，播出平台也覆盖得日益广泛。此次系列图书的出版，一来是应广大观众的需求，二来对我们电视人而言也称得上是圆满。因为节目的价值不是在播出后稍纵即逝，而是留存在永恒的文字中。现在，节目仍在每天播出，相信《养生一点通》系列图书也会愈加丰满、厚重。如果被我们奉之为上帝的观众和读者能从中受益，得到健康和快乐，将是我们最大的荣幸。

后面所附即为该栏目的主创名单，正是他们将专家的智慧转化成电视语言，又为该系列图书的出版提供了蓝本。今后，他们仍将为打造您喜爱的精品节目而努力。

光线传媒《养生一点通》栏目组

2012 年 5 月

主 创 名 单

主　编　张　睿

编　导　徐赛男　　田艳丹

　　　　杨夏梦　　李　朋

责　编　王雪芹

序一

　　《养生一点通》系列图书和大家见面了。对于为这档节目和该套图书辛勤忙碌的每个人而言，这一天似乎已经等了很久，但细细算来，从节目开播至今，这份累积确实还不能算丰厚。值得关注的养生话题、有待挖掘的养生良方还太多太多。若要充实壮大这座中华养生宝库，除了需要各方专家的持续钻研探索、媒体的审慎态度和良知责任，观众与读者的真诚、热情、信赖和帮助也是至关重要的坚韧基石。

　　前几天一期节目录制结束后，明星嘉宾以不无艳羡的语气感慨道："你们做这个节目太幸福了！多养生呀！"的确，因工作的契机而与养生更紧密地联系在一起是十分幸运的，学习和运用科学的养生理念及方法更是十分快乐的！

　　养生的目的是使我们的生命、生存、生活状态尽可能改善、提高，保持在较好水平。这是我们追求的养生目标，它很重要。但是，您有没有想过，我们可能只求结果，而往往忽略了养生的过程其实也很重要，甚至更重要。没有循序渐进、日积月累的过程，所谓的结果即使有，也很可能是昙花一现，不能长久。在我看来，体会、领悟、调整、坚持、享受，这些字眼都应该始终伴随着养生的过程。养生的过程，其实也是自我修养的过程和人生历练的过程，是无比美好的。

每每有媒体或同事、朋友问我如何保养，我总会回答：最重要的是心态。这一点，常常是最难掌握和做到的。

孩子们会因为父母的疼爱而吃成小胖墩，又因为父母的期盼而读成小眼镜；老人家会为求健康长寿，经不住推销员一声声"爸""妈"的热情推销，大肆购买各式保健品；女同志会因为另一半的一句话或一次面试的受挫就展开残酷的瘦身战役；男人们则以太忙、应酬、开车给自己的三高、痛风、啤酒肚找到"借口"。生活中的我们，恐怕很多时候都在顾此失彼，感情用事，而一味地"跟着感觉走"，与养生背道而驰。

比如，明明饿了，正在津津有味地吃饭，不巧旁边有人提起"地沟油"，于是谈"油"色变，索性不吃了；比如，四处搜罗食品安全信息，结果发现似乎这也不能吃那也不能吃，令自己苦恼不已。如此"听风就是雨"，这种心态怎么能做出明智的判断从而找到适合自己的养生方法呢？

中医养生讲求人体与天地万物融为一体、和谐共荣，其规律正是养生之道的精妙所在。而每个人也有某种属于自己的独特作息规律，发现它、解析它、平衡它、遵循它，才能构建自己的养生体系。想实现这一点，热情和急切几乎帮不上忙，因为反而需要的是平和与理性。

为什么"高人"总在"世外"？因为淡泊名利、超然物外；因为清心寡欲、修身养性；因为随遇而安、知足常乐。如此，养生高人，自在"世外"。

这套系列图书，分门别类，从不同人群的养生诉求出发，集结了最有针对性、最有效、最安全、最便捷的养生方法，在此推荐给大家，以供参考。希望通过您的明心亮眼，融入您的生活，一同迎接更加健康、幸福的每一天！

索妮

序二

　　从未写过序，猛然间不知如何下笔，想想主持《养生一点通》一年多的时间，收获颇多。就在这儿和大家坦诚地分享一下。作为节目的主持人，每天接触中西医各个领域的专家教授，可以跟上百位专家学习交流，于是我对健康和养生的态度也在发生转变，还通过学习和考试顺利取得了二级营养师的资格证。于是很多亲朋好友都会向我询问养生或者健康方面的问题，我也渐渐发现不良生活习惯导致的健康问题、有病乱投医、盲目地偏听偏信、专家号难挂、咨询无门等等确实极是常见。

　　我有一位朋友，妻子眩晕十几年了，晕起来天旋地转，十分难受，十几年来医院跑了无数次也无法根治。后来我在节目里接触到一位耳鼻喉科的专家，了解到耳蜗内的问题也会造成严重的眩晕，告知朋友，朋友带妻子去医院做了简单的耳蜗复位，结果困扰十几年的眩晕"奇迹"般地好了，为此，朋友再三感谢。其实我没做什么，只是真心想让健康养生知识被更多人所知而已。我个人的力量是有限的，节目传播的范围也是有限的，也许还有很多像朋友妻子这样的患者在忍受着眩晕的折磨。一直都希望有什么畅通的渠道把这些专家和病患联接起来，让更多的人了解到健康的重要性，更关心自己的身体，做到预防、保健、养生、治未病。

听说栏目组出书了，很开心，这是一个很好的沟通渠道，因为节目里的医学权威专家和精华内容都在书里，您可以对照书中的症状给自己作初步的诊断，了解自己的身体到底怎么了。同时书中还有大量关于中西医专家的科学观点、临床经验和祖传秘方供大家参考。

最后借用每个专家都在强调的一句话作结：预防胜过治疗，养生从点滴做起。

墨霏

中小学生究竟应该怎么吃

学生时代是人一生中最美好的时光，所以我们非常留恋也非常重视它。在校期间，我们不仅要有聪明的头脑，还应拥有健康的体魄，而健康的身体必然离不开营养全面的饮食。我国确定每年5月20日为"全国学生营养日"，目的在于广泛、深入宣传学生时期营养的重要性，大力普及营养知识，可见国家对于学生的营养问题非常重视。那么到底怎样的饮食搭配才算有营养？现在中小学生的饮食合不合理，能否满足健康成长的需要？下面，中国保健协会食物营养与安全专业委员会会长孙树侠老师为我们解答。

据我了解，现在我国学生的营养状况呈现"两个极端"的现象，就是说城市里的孩子营养过剩，肥胖儿较多，而贫困地区，尤其是西部的学生普遍缺乏营养，个体矮小。营养过剩和营养缺乏都属于营养不良的范畴。

城市里的中小学生饮食结构是：早餐马马虎虎，午餐凑凑合合，晚餐满满当当，这种不合理的饮食习惯致使城市中肥胖儿增多。2001年，我国城市肥胖儿占15%～17%，而现在肥胖儿所占比例有所升高。11～14岁的孩子，正是长身体的阶段，如果饮食结构不合理，只有长胖的可能，没有长身高的可能。就目前来说，我国儿童比日本儿童平均身高低2～3厘米，甚至5厘米。

日本、美国的学生营养餐

我国重视儿童营养问题比较晚，而日本和西方国家早就开始重视儿童的营养问题了。日本在第二次世界大战后，虽然作为战败国，但是马上颁布了《营养法》，开始为学生推行营养餐，并拉动了本国经济。美国在二战期间征兵时发现，身体合格的士兵很少，所以国家开始为所有的学生都提供营养餐，这样既可为增强一个国家的国力作准备，又可以拉动经济发展，可谓一举两得。这些都很好地证明了国家对于儿童营养干预的重要性。但是他们的儿童并不肥胖，反而是中国城市里的肥胖儿较多。

有些人认为营养餐是有钱后才能考虑的问题，这是非常错误的。日本在二战后并没有强大的经济实力，但是他们成功地解决了儿童的营养问题，说明这个问题在于我们重视的程度。

现在我国大城市富裕的人很多，平时给孩子花钱在所不惜，但最后孩子们一个个都吃成了小胖墩，他们的身体根本就达不到健康的标准。所以说，我们许多人并不真正了解营养餐的意义，学生营养餐的推广力度还不够。

我在国外考察时发现，他们非常注重培养儿童的健康饮食观念，最主要就是饮食清淡，不食入过多盐、油、糖等，这种好的习惯是长期坚持的结果。婴儿的味觉比成年人敏感，不能像成年人一样摄入过多的调味料，但是有很多家长缺乏常识，给孩子的食物中加入不少调料。孩子开始会不习惯，但慢慢适应后，再给他吃清淡点的东西，他反而不吃。孩子不会像大人一样思考问题，所以再改正非常困难。我参观过丹麦的一个幼儿园，那里的工作人员会明确告诉你，孩子吃的胡萝卜仅仅是蒸熟了的，没有做任何加工。胡萝卜本来是很好的食物，但我们中国的小孩子都不大爱吃，这值得反思。

我国学生营养存在的问题

现在我们中国也有不少好的幼儿园，孩子在幼儿园里能养成好的饮食口味和饮食习惯。但是孩子回到家里，家长过于粗心，孩子愿意吃什么就给买什么，食物中调料又多，所以孩子在幼儿园养成的好习惯又被破坏了。

有一回有个记者采访我说，为什么现在很多孩子都反映学校的营养餐不好吃？因此，我去很多做营养餐的厂家参观过，他们做的营养餐每天三顿都不重样，且一周内也不重复，营养很全面，且少油、少糖、少盐，很健康。我想说的是，不是营养餐不好吃，而是孩子的口味都太重了，宁愿去街边的小摊吃麻辣烫、臭豆腐、膨化食品，这样才觉得过瘾。过于强调口味，而忽视营养，这对孩子的健康成长非常不利。

孩子挑食的问题和肥胖的问题，80%的责任都应由父母承担，由于许多家长缺乏常识，对孩子的饮食没有起到合理规划和监管的职责。饮食不合理不仅会造成儿童肥胖，也会引起其他疾病，如高血压、高血脂、高血糖等慢性疾病。有记录表明，肥胖儿寿命较短，平均年龄在48岁。当然，有些农村生活条件较好，在饮食上一切向城市看齐，所以农村儿童也可能得以上疾病。因此，我们不仅要在城镇做健康宣传，也要重视乡村的宣传工作。2010年6月14日，我国慢性疾病已经达到了井喷的地步，可见我们对健康知识的需求已经非常急迫。

我常说，奔小康不是奔腰包，而是奔健康、奔知识、奔文明。我们的饮食，要选择天然的食材，尽量吃自家餐桌的饭菜，少喝或不喝饮料，不应经常下饭店、暴饮暴食。上次我坐飞机，遇到一对父母带着一个孩子，这位父亲说他是某郊区的私企老板，说自己的孩子从小没有喝过水，说话的样子特骄傲、特自豪。可我却觉得悲哀，这个小孩很胖，一路上就只管吃不知是什么的油乎乎的东西，根本不吃飞机餐。这样的家长不懂什么是对孩子好的，什么是对孩子不好的，我们能够感到孩子无论是健康还是性格都有问题，而他的父母却因为他的胖还产生了成就感。我的一个学生，她的孩子才5岁，就已经知道饮料有害健康，从来不喝，而且还能给你分析饮料有害健康的原因，这主要是其父母给予了正确的引导，从小培养孩子养成良好的饮食习惯。虽然孩子本身的克制能力比较差，他的理解力有限，但多半会接受父母的意见。

　　有的大人很忙，就给孩子钱让他自己去买吃的，很多小孩只会用来买零食。特别是女孩，喜欢吃零食，买的都是些膨化食品和话梅等，这对孩子的健康是非常不利的。所以你真的爱护孩子，首先要在饮食上照顾好他，监督其吃好三餐。如果是老人带孩子，更不要任由孩子买零食吃。到了夏天，孩子如果吃了太多的冷饮，如雪糕、冰激凌等，不仅刺激肠胃，里面的高糖成分也对身体发育不利。所以作为家长，不仅要监督孩子的饮食状况，还应及早在饮食观念上给予孩子正确的教育，这样，孩子在没有监督的情况下，才会有自制力。

　　现在，全国的口味都偏重、偏辣，不管是哪个城市，永远是川菜、湘菜饭馆最红火。大人吃多了辣椒会上火，小孩吃多了辣椒，不仅使身体调节紊乱，还刺激味蕾，对生长发育不利。现在我们吃东西，讲究一方水土养一方人，这就是我们的饮食文化。不是所有地区的人都适合吃辣椒，如四川地区和南方地区湿度较大，比较适合吃辣椒，而北方地区多干燥，吃辣椒容易上火。

所以我们的饮食要与四季结合，更要与生长的地理环境结合，要坚持正确健康的饮食观念，坚决抵制重口味、重调料的饭菜。农村向城市看齐，也要看齐进步的地方，而不是肆意的饮食消费。还有，现在经济提倡与国际接轨，但是我们是否就适合天天吃洋快餐，这都是需要思考的。中国人有中国人的体质，无论吃什么都要讲究科学性、合理性。

科学的膳食宝塔

目前我国学生营养状况出现的问题，还需要全社会、学校及家长的重视。前面谈了日本和美国的营养餐发展史，也说了我国营养餐存在的问题，下面，我讲一讲中国学生的膳食宝塔。膳食宝塔应以谷类作为底座，小学生每天食入量为 250～400 克，中学生每天食入量为 400～500 克；第二层是蔬菜和水果，每天食入量为蔬菜 400～500 克，水果为 100～200 克；第三层是鱼、畜禽瘦肉类，小学生每天食入 100～150 克，中学生每天食入 150～200 克；第四层是奶类和豆类及其制品，中小学生每天还应食入 100 克的牛奶，50 克的豆类；第五层是调料，饭菜要低油、低糖、低盐，每天烹调用油量不超过 25 克，食入盐量不超过 6 克。还应注意少吃肥肉和动物油，尽量少吃或不吃烟熏、烧烤及高温油炸的食物。

小贴士：膳食宝塔中的主食和副食，每个种类不能只吃一样，还应多餐搭配。

中小学生营养早餐的正确搭配

前篇，通过专家的讲解，我们知道了中小学生，甚至包括学龄前在内的儿童，如果饮食营养不均衡或者营养不足，对孩子的身体有很多危害，而且也知道了学生营养餐的重要性。到底学生营养餐应该怎么吃？日常生活中的早餐到底哪些好，哪些不好？不吃早餐会对学生的健康造成哪些危害？下面，中国保健协会食物营养与安全专业委员会会长孙树侠老师为我们解答。

不吃早餐首先对学生的学习有影响。学习需要能量，没有能量，上课就会感到非常累，甚至犯困，所以说早餐是非常重要的。但是有好多家长不重视，家长如果爱护孩子的话，早餐一定要准时、丰富。俗话说，早餐吃得要像个皇帝，午餐吃得要像个贵族，晚餐吃得要像个乞丐。如果学生早晨营养不够，能量不足，早上起来肯定就没有精力，听课吃力。

早餐的类型

第一类，油条豆浆。这是北方家庭常见的早餐类型，油条可以换成油饼、炸糕等油炸食品。偶尔吃一次可以，如果长期吃，我们食入油总量会严重超标，引发许多疾病，而且面粉里的营养经过高温油炸就没有了。所以我们的饮食要尽量清淡，少盐、少油、少糖。现在许多家庭做的三顿饭，即使没有肉，炒素菜也会放很多油，这很不健康。口味不等同于营养，油炸食品不可常吃。

豆浆是很好的早餐食物，适合中国人体质，绝对是学生营养早餐当中的一个重要成员。豆浆里含有大豆异黄酮，属于植物性雌激素，女孩喝了以后，可促进发育。但是这个量很小，所以对于孩子也没有危害。豆浆种类很多，如黑豆豆浆、杂豆豆浆，有含糖的，也有不含糖的，营养都很丰富。而且，黑色食品中一般含硒量很高，所以我也主张孩子多吃一些黑色食物。现在很多家庭都有豆浆机，可以自己掌握浓度和口味，一般原味豆浆都有腥味，可以加一点糖调节它的口味，使孩子更容易接受。

第二类，面包牛奶。这是比较西式的吃法。如果是切片面包，家长一般会加一点果酱或者是火腿肉在上面，然后配上一杯牛奶当孩子的早餐。这样的做法是可以的，如果面包是全麦的，就再好不过了。两片全麦面包加上几片无淀粉火腿肠，再加上一些生菜就可以了。如果不爱吃生菜，可以把小黄瓜切成丁，撒在面包里吃。如果家里有女孩，可以在面包里加点西红柿，拌点糖，这样还能补充维生素 C。这样的早餐，有肉又有奶，还有蔬菜，搭配合理，营养全面。

吃面包的时候，还可以吃点咸菜。也不是所有的咸菜都不好，咸菜属于发酵食品，比如泡菜，腌制到 21 天时，产生了乳酸菌，能够帮助消化。很多人不敢吃咸菜，担心里面含有亚硝酸盐。其实亚硝酸盐只在腌制时间特别短的时候产生，如腌制3~5天的腌菜，是亚硝酸盐产生的高峰期。

第三类，包子稀粥。一般吃这类早点时，人们喜欢搭配咸菜，这时，主要注意食入盐量不要超标即可。这类早餐里又有肉、又有菜，还有多种谷物，是比较科学的中式早餐。家长也不必担心孩子吃的肉不够，素包子里的鸡蛋也是很好的优质蛋白。如果孩子饭量大，吃肉包子时还可配一个鸡蛋，包子蒸制时少放些肉，多放点蔬菜即可。熬粥时，除米外还应多放些豆类进去，谷豆搭配营养效果更佳。

我教大家一个简易的熬粥方法：将豆子用水浸泡一天或一晚上，将其和米按每顿的量分装好，放在冰箱的冰冻柜里冻起来。我们知道水在结冰后体积会膨胀，所以豆子和米里的自由水经过冰冻都膨胀了。这时，将其放在开水锅中熬煮8分钟左右，就可吃到黏稠、香甜的粥了。这种做法简单，易于操作，还省火省事。煮粥一定要煮成糜粥状，这时其营养成分才是最易被吸收的。

有的人，早餐习惯吃馒头喝稀粥，再搭配一块腐乳。但是半块腐乳的含盐量就已是一天所需，整块吃下，对人体肾脏只会造成负担。

第四类，汉堡奶茶。如果汉堡里光有肉没有菜，则营养不全面。所以家长在给孩子做汉堡的时候，要在汉堡中加入一些蔬菜，还可给蔬菜加上一些麻酱，又增加口味，还可补钙。

在洋快餐里，很多食物是油炸的，我认为常吃不太健康。相比之下汉堡包还算健康，前提是里面夹的肉类不是炸鸡块，而是烙出来的牛肉饼。家长在做汉堡时，一般都会在汉堡坯上挤点沙拉酱，沙拉酱含反式脂肪酸对孩子健康很不利。如果将起司搭配其中，还是很有营养的。起司种类很多，有臭味的、酸味的、甜味的，还有咸味的等。起司跟黄油是两回事，里面没有油分，是乳制品，营养含量比较高。

如果自制汉堡包，要选用全麦面包坯，里面夹一片淀粉含量小于5％的精瘦火腿肉，配一片起司、几片生菜和几个西红柿圈即可。如果孩子食量大，也可做成双层汉堡包。

奶茶一般是速溶的，除了有防腐剂，其营养成分也不会太多，所以不建议饮用。当然自制奶茶又另当别论，但做起来相对比较麻烦。

以上就是我们一般居民家庭中，为孩子准备的早餐类型。但是现在有一个情况，有些老人不嫌麻烦，4点钟就起床，为一家人煎炸烹炒出丰盛的早餐，但是孩子上学赶不及，也吃不上几口，这样早餐的营养就会跟不上。所以，早餐应以简单质量高为主。

在国外考察时，我发现，他们的孩子饮食相当简单。如早餐吃一个汉堡包，一些水果，或者喝一杯鲜榨果汁，一盘蔬菜沙拉等。他们比较重视蔬菜里酱汁的制作，不会选择高热量的调料和反式脂肪酸。

学生的早餐，要吃每天总量的30％。按照前篇的膳食宝塔，则很容易算出学生早餐各种营养物质的需要量。如，早晨可吃面包2~3片，或包子1~2个，再配上牛奶、豆浆或粥即可。

小贴士：既然我们知道了早餐的重要性，怎样搭配，就要按照营养均衡来考虑。营养餐不等同于难吃的饭菜，只要搭配合理，孩子也能吃得有滋有味。

中小学生营养午餐和晚餐的正确搭配

前篇，我们了解了学生的营养早餐，那么学生的营养午餐和晚餐又存在哪些问题？怎样吃才健康？下面，中国保健协会食物营养与安全专业委员会会长孙树侠老师为我们具体解答。

我国学生午餐现状

学生午餐在我国，问题非常多。现在我们生活条件好了，所以对孩子的饮食，家长也非常重视，要求的也很高，希望孩子一定要吃好。但是我们对于营养午餐存在认识误区。比如我上次去广东，那里的饮食专家都是在强调饮食的口味，而不注重饮食的营养，所以，学生营养餐的推广在那里开展得不是很好。广东孩子的健康状况，相比全国来说并不是靠前的，而是靠后的。

现在，我们应该尽量让孩子吃营养餐，而营养餐的关键还是午餐。如果早晨没有吃好，中午这顿饭就更应该吃好。学校的午餐不仅要营养丰富，老师还应与学生一起吃饭，这样做的好处有很多，一方面孩子们一起吃饭，可以加强孩子之间的感情；另一方面，老师和孩子一起吃饭，可以增进师生沟通和互动；再有，还可以锻炼孩子自己分菜、分饭的动手能力，培养他的集体主义精神。

营养餐的推广非常困难。尤其是在一些农村地区，学校比较偏远，资金匮乏，给学生们搭个棚子就可以吃饭，没有良好的卫生环境，午餐也没什么营养，只是给学生提供一天三顿饭而已。而城市里，大部分中小学校甚至没有食堂，有的学校会给学生订盒饭，但是，外订盒饭不能满足学生的营养需要。还有，学生吃中午饭时，老师都有责任进行监督。一般幼儿园或小学，老师监管的会好一些，但是中学生一般中午会到校外就餐，不仅找不到，而且也没有办法监督他的吃饭情况，所以学校和家长都应共同重视学生的营养餐问题。学校在教书的同时，也应教授学生一定的营养知识，在行为习惯上给予正确的指引。

虽然我国的营养法还没有颁布，但一些学校备有《中学生营养餐条例》，也非常规范和详细。比如，条例中会提到如何进原料，如何把好原料关，营养餐的制作工艺，甚至怎么洗菜等。而且配有电脑自动控制系统，可以迅速计算出菜品搭配是否合理，是否满足学生的营养需要，一个星期的菜谱都能设计出来。如果能在全国推广这样先进的营养餐理念，学生的生活和学习才真称得上幸福。学生营养餐，不仅要在省会城市普及推广，还应在二级城市、三级城市，甚至农村推广。农村的学生着实让人心疼，我们去探访过山区里的希望小学，那里的孩子，只能从家里带干巴巴的饼和馒头当午餐，直接用脏脏的小手掰着吃。

学生午餐禁忌

在日本，比较提倡学生自带盒饭，学校会准备足够的冰箱和微波炉供学生使用，而且这也是很好的家庭情感的一种体现。但是我们国家，学校很少会准备足够的冰箱和微波炉，而饭菜在制作4个小时后不马上保鲜起来，会滋生细菌，所以这个方法在我国还不可行。有些学生午餐光吃馒头，剩下的钱挪作他用，这是绝对不行的；另外，中午忌吃方便类食品，如方便面、干吃面，或者到快餐店吃一些油炸食物等。

科学的学生营养午餐

科学午餐应占全天饮食量的40%，而且对于营养物质的需要也特别高。

1. 蛋白质的摄入

我认为，好的午餐首先应有优质蛋白，对学生大脑所需营养是个补充。午餐最好有鱼肉，一个星期至少吃两次，比如鲷鱼一般没什么刺，孩子吃了也没有危险，虽然价格较高，但是对学生的健康非常有益。另外，鸡蛋、豆制品也是很好的蛋白质食物。如果家长给学生准备了带肉类的早餐，那么中午就可以补充一个鸡蛋或茶叶蛋，但是茶叶蛋含有鞣酸，不要常吃。

有些家庭喜欢吃咸鸭蛋，我这里也有一个很好的制作方法推荐给大家：首先把鸭蛋洗净，在碗中倒入白酒，将鸭蛋在酒碗中浸湿；然后将浸湿的鸭蛋裹一层盐，放在密封口袋中，置于阴凉处，腌制14天左右就可以吃了。这样腌制的鸭蛋每个蛋黄都出油，蛋清还不咸，孩子就愿意吃了。

2. 钙的补充

吃海产品不仅能补充丰富的优质蛋白，还能补充钙质，如虾或虾皮一般含有200多毫克的钙。如果学生早餐喝过豆浆，中午时可以喝400~500毫升的牛奶补充钙质。

家长在为孩子准备食物时要非常用心，早、中、晚的食物尽量不要有重样。

科学的学生营养晚餐

学生晚上回到家，好多家长认为午饭没吃好，就做一大桌子菜慰劳。但实际上晚餐不能吃多，因为科学晚餐应占全天进食总量的30%。孩子也不能像大人一样，晚饭吃得那么清淡，因为他还在生长发育期，也是用脑期，所以学生晚饭可以吃"一荤、一素、一菇"。

一荤，就是一盘有肉的菜。只要这道菜里面有肉就叫荤菜，所以蒜苗炒肉丝、青椒炒肉片都是荤菜，而不只有炖肘子、炖排骨是荤菜。但是不可一天三顿都吃五花肉，那样油脂就要超标了，晚餐应选用瘦肉炒菜。

一素，就是一盘蔬菜。我给大家推荐一个凉菜——洋葱拌木耳。木耳是很好的肠道清道夫，对预防心血管病都有好处，如果白天吃了很多油腻的东西，晚餐吃一点木耳，能帮助肠道消化，把多余的油脂排出体外。洋葱是很好的抗氧化剂，一天学习后感到很累，体内会产生大量自由基，洋葱可以清理自由基，保持学生旺盛的精力。

一菇，就是一盘有蘑菇的菜。蘑菇不仅可以做汤，还可以炒制。

温总理的营养观就很好，他总结了饮食要清清淡淡、汤汤水水、热热乎乎。清清淡淡是指我们吃的东西不油腻、不重口味，汤汤水水是指我们的食物有干有稀、搭配合理，热热乎乎是指我们不要吃生冷、刺激的食物。这个饮食习惯有利于养生，我们都可以拿来借鉴。

小贴士：如果孩子晚饭后又有点饿了，就可以给他喝一杯牛奶，吃一个苹果。俗话说，一天一个果，老头赛小伙。苹果里维生素含量丰富，还可解除饥饿感。补餐时间也是很讲究的，比如，孩子 18：00 ~ 19：00 吃晚饭，21：00 ~ 22：00 睡觉，那么可在饭后 1 ~ 2 个小时后补餐。如果是男孩子的话，可以用酸奶代替牛奶，酸奶也会有一定的饱腹感。当然，补餐的内容很丰富，还可以是粥、馄饨等。

三招教你挑选儿童保健品

现在逢年过节大家一般喜欢送什么？很多人会给孩子买保健品当礼物。说到市场上琳琅满目的保健品，到底哪些保健品比较好？会起到怎样的保健效果？有哪些保健产品是该敬而远之的？下面，中国保健协会食物营养与安全专业委员会会长孙树侠老师，教您挑选儿童保健品。

说到各式各样的保健品，相信很多人会感觉一头雾水，不知道应该如何选择。大家首先想知道这些保健品到底有没有其广告上说的那些效果。其实这个问题可以用一句话概括：保健品不是药，科学用，效果才奇妙！也就是说它还是有效果的，只不过要科学使用才行。

我们购买保健品前要弄清楚所购买的保健品是不是经过审查的合格产品。如果说只用一个锅、两个缸、一只鳖就能做出的鳖精，这样的保健品还是不用为妙。正规合格的保健品都有一套严格的生产工序和检查制度，只有这样生产出来的保健品才有质量和效果的保障。

那么在挑选保健品的时候，应该怎么辨别市场上销售的保健品是否已经过国家批准和严格审查，这里有三个原则。

第一，在市场销售的保健品必须是经国家批准的，是有批号的。国内叫卫食品健字，简称卫食健字；如果是进口的保健品，就是卫进食健字。

第二，要看标志。批准标志就像云彩一样的"小蓝帽"。

第三，要看标签。标签上有很多信息，比如说它是怎么储藏的，是避光的还是不避光的？而且还有它的生产日期、厂家名称、适应人群、成分以及有哪些添加物。这个标签标注的越细、越全越好，最好是连外面胶囊的成分都标注出来。

这个"三看"的原则就是大家在市场上选购合格保健品的重要参考指标。

吃保健品是不是也和吃中药似的，有疗程的说法？换句话说，保健品有没有一次最少吃多少天才会有疗效的规定？现在97%~98%的人都吃过保健品，但74%的人认为没有效果。这是为什么呢？因为家里好多保健品都是亲戚朋友当作礼物送给你的，一般也就一两盒，一盒吃十天半个月就没了，但保健品一般来说至少要连续服用两个月才会有效。

比如，我的同事小张有一个习惯，每天早上起来都会吃胶原蛋白胶囊，且服用维生素 E 和钙，每天早上空腹用清水送服。有朋友问他，这些东西吃了一段时间后觉得有什么效果吗？小张其实感觉没什么特别明显的效果，像这种情况他还要坚持吃下去吗？他吃的这些保健品到底对身体有没有起到作用？

关于这个问题，可能现在还看不到明显的效果，但是十年二十年后，就可以看出明显的效果来了。人体有 76 万亿个细胞，每天更新一千万个得花多长时间？所以说它是一个缓慢的过程，不能操之过急。吃保健品不能急于其功效，尤其是维生素类。其实小张有这个意识是不错的。但是也要注意，有的东西一定不要长期吃，要注意平衡的问题。比如说现在市面上出售的各种营养素，都是有服用量限制的。比如说有的吃一片就能保证每天的需求量了，那就不要多吃，否则可能有害无益。即便是天然的保健品吃多了也不好，因此大家一定要谨记，最好每次服用不要超过4种，并且要间隔开来吃。如果你服用的属于完全的营养素之类的保健品，我建议你和食物一起吃，它不是药，没有必要区分是饭前吃还是饭后吃。

那么保健品是不是每个人都可以吃呢？这要看每个人的体质。不过，总体来说，它更适合于儿童、老年人和孕妇。换句话说，这三种人群更需要补充各种营养物质，建议有条件的话，最好吃一些保健食品，以补充日常从食物中摄取量不足的营养素。

今天主要讲讲儿童保健品，如果家长要给自己的孩子买保健食品，主要应该挑选哪几类呢？该怎样挑选呢？现在市场上针对孩子增加免疫力的保健品居多。这是因为孩子的免疫力和成年人没法儿比，相对容易生病。如果说孩子免疫力强，不怎么生病，倒是没有必要通过吃保健食品的方式增强他的免疫力；但是如果孩子总是感冒发烧或有其他常发病，那么我们就有必要增加其免疫力了，因为孩子总是生病就意味着他可能是营养跟不上去，免疫力差。孩子小的时候都按天在成长的，长期营养不良的话孩子的成长发育就会受到很大影响，俗话就是"长不起来了"，形成恶性循环，以后再补就很难了。所以提高孩子的免疫力对于其成长发育来说是非常重要的。

在这里，还要和大家解释一个概念：免疫力。大家总在说这个词，但是免疫力到底是什么，好像很抽象。其实，简单一点说，免疫力就是指一个人自身的调节能力。自身调节好的话，人就不容易生病。如果你免疫力很差的话，流感等疾病就会首先找到你。形象一点来说，免疫力强就意味着体内的健康大军防御能力非常强，如果有外敌入侵，比如病毒、细菌等，身体里这些健康大军就可以有力还击，消灭入侵者，也就不容易得病。

对孩子们来讲，除了市面上售卖的提高免疫力的保健品外，还有增加记忆力以及有助身体长高的保健品，比较热门。但是增加记忆力的保健品，说实话，如果让孩子吃了以后马上就有提高，尤其是在考试时，比如高考的时候临时抱佛脚，那肯定是不行的。上面我曾说过，红细胞的更新一般需要120天左右，因此，要看到效果就要长期服用有保养我们脑细胞作用的保健品。

给孩子挑选保健品的时候，家长要注意一些大的原则，比如如何选择，什么样的保健品比较有保障等。首先家长要注意的一点是，保健品是买给孩子吃的，因此它口味得好，口味不好的话，他不吃就什么用也没有。比如说有很多孩子都不愿意吃青菜，需要给他补充维生素C，现在有一种咀嚼式的、像糖一样的保健品就挺不错的，既起到了补充维生素C的作用，孩子又爱吃。因此，为孩子挑选保健品，口味一定要好，要好吃、好喝，才能起到事半功倍的效果。

其次家长要注意的就是安全性问题。虽然我们把它放在第二点来讲，但是其重要性不亚于第一点，安全没有保障，一切就无从谈起了。关于安全性问题，需要家长、厂家、政府和社会的共同关注，家长在选择的时候把好关，厂家把良心放正了，按照相关的规范去生产，政府相关部门做好监督检查工作，社会加强舆论监督，这才能给孩子的保健品市场营造一个安全的环境，坚决杜绝类似"三聚氰胺"的事件再次发生。

除了保健品以外，如果想要提高孩子的免疫力，家长在孩子的日常生活方面该如何安排，还有哪些需要特别注意的方面吗？要增加孩子的免疫力，在饮食方面首先要加强。瓜果蔬菜都不能缺少，营养一定要全面，膳食要平衡，不能说只给他吃点蛋白质，别的就什么都不吃了。另外也要注意增加孩子的运动量，在环境上也要注意，经常开窗户通风，给孩子营造一个非常好的环境。

说完了免疫力，紧接着说一说记忆力。上面已经说过了，考试前吃点保健品就指望着考试得高分是不可能的。那还有一个问题，就是什么样的人适合吃能提高记忆力的产品？提高记忆力的保健品适合记忆力衰退的人、脑力工作者以及少年儿童。大家在选购的时候要注意看标签上的信息，比如成分。一般来说，提高记忆力的保健品，其成分中都含有蛋白粉、维生素类以及卵磷脂，特别是大豆卵磷脂等，因为这些营养成分对提高人的记忆力是非常有益的。因此大家今后在购买能提高记忆力的保健食品时，要多注意其中含有的成分。

除了保健食品，想要提高孩子的记忆力，在饮食方面家长平时可以让孩子多吃点核桃。很多人都觉得核桃仁像人的大脑似的，其实它不仅仅是长得像大脑，还真有健脑的作用。最简单的做法就是家长买一些核桃，一天不需要让孩子吃太多，两个就可以了。

最后说说所谓的有增高效果的保健食品。在 27 类保健品中，没有一类是增高的。那些被某些商家鼓吹的所谓有增高效果的保健食品，其实也就是营养成分中含有一些钙、胶原蛋白等。宣传有神奇的增高效果都带有一定的欺骗性质，因为即便各种有助于增高的营养素都具备了，主要还得看一个人的骨龄。如果一个人的骨骼发育已经完成，再怎么增加钙或者其他营养素都没有用。一般来说，大部分人20岁以后骨头基本就停止发育了，当然，这也因人而异，俗话说"二十三还蹿一蹿，二十五拱一拱"呢。总之，大家不要把所谓的增高保健品想得太神奇，要想长高，主要还是在骨骼的生长发育阶段增加营养，均衡饮食。

小贴士：现在市面上的儿童保健品主要有3种：增强免疫力的、增强记忆力的和有助于身高增长的。家长在选择时，一定要注意看产品的标签，辨清其中的营养成分。另外，保健食品不是一朝一夕就能显示其效果的，需要坚持吃才有效果。当然，我们不能对保健品形成依赖，要想身体好、记忆力强、长得高，均衡营养、平衡膳食加上适量的运动也是必不可少的。

小心呵护新生儿的皮肤

　　婴儿的肌肤娇嫩细腻，几乎完美无瑕，是所有爱美女性的终极追求。这些可爱的小宝贝们皮肤吹弹可破，又白又滑又细。但如此完美娇嫩的肌肤也会遇到很多问题，小宝宝没有能力自己照料自己，就要靠爸爸妈妈了。不过，很多初为人父人母者往往不知道应该如何护理孩子的皮肤。解放军总医院第一附属医院皮肤科主任邹先彪老师将告诉您如何才能呵护好宝宝的皮肤。

　　宝宝皮肤的特点就是娇嫩细腻，吹弹可破。正是因为如此娇嫩，宝宝的皮肤防护能力相较于成人就差很多，因此在日常生活当中也特别容易受到伤害。

　　详细说来，宝宝的皮肤有以下特点。

　　第一，宝宝的皮肤吸收功能特别好。同样的药物，成人使用和宝宝使用，其吸收的比例就不一样。用在成人身上的药物可能只有20%～30%的吸收率，而用到宝宝身上可能就是70%～80%

了。也就是说宝宝的肌肤很敏感，给什么吸收什么，不管好的还是坏的。所以家长就要特别小心呵护了。

第二，由于宝宝的肌肤比较嫩，因此很容易在受到摩擦以后受伤。有的时候甚至没有摩擦也会受伤，比如最常见的"红臀"。有的宝宝比较胖，臀部和大腿部会红红的，稍微摩擦就会破皮。

第三，宝宝皮肤的酸碱调节平衡能力也比较差。对于成人来说完全可以耐受的酸碱，对于婴幼儿就不行。比如在生活条件不太好的地方，家长会用肥皂给孩子洗澡，肥皂的碱性对于孩子来说就过大了，成年人可能还能承受，但对孩子伤害就比较大，会破坏孩子皮肤的防护作用，从而使他皮肤的防护功能变得更差。

第四，宝宝皮肤的角质层也要薄得多。成年人因为角质层比较厚，所以皮肤的遮挡作用和防护能力就比较强。

第五，宝宝皮肤的色素层比较单薄。皮肤的色素层具有防紫外线的作用，可减少紫外线对人体的伤害。婴幼儿的色素层比较单薄，因此抵御紫外线的能力较差。家长抱着孩子晒太阳，大概晒5~10分钟就可以了。晒太阳可以提高人体吸收钙的能力，但是过多暴露在紫外线下，就有引发皮肤癌的可能，而且会使皮肤加速衰老。所以没有必要为了帮宝宝补钙，就刻意抱着孩子出去遛弯，一晒太阳就是3~5个小时，孩子的色素层较薄，很容易晒伤，会出现日光性皮炎等症状。

第六，孩子的体温调节能力比较差，因此特别容易发烧，这除了和他整个神经系统的发育有关外，与他的皮肤也有关系。

综合以上六点，婴幼儿皮肤的防护能力和抵抗能力要比成年人差，所以宝宝的皮肤更容易受到伤害。爸爸妈妈在照料宝宝皮肤的时候，就更要讲究科学性了。

首先，宝宝的皮肤容易吸收外物。有些家长特别喜欢给小宝宝穿一些颜色非常鲜艳的衣服，以使自家的宝宝显得更加活泼、可爱。这种方式是不对的。因为颜色较鲜艳的衣服或者带有图案的衣服，在制作过程中会用到固定剂等化学物质。颜色比较鲜艳的衣服多半都含有甲醛，所以我们提倡宝宝的衣物最好是素色的。

　　其次，小孩子一般都比较胖，脂肪比较丰富，因此身体上褶皱的地方比较多，也容易产生摩擦。所以给孩子买衣服的时候，尽量买一些宽松、质地柔软的棉织品，以减少摩擦。

　　再次，小孩子胖的话就容易出汗，一出汗皮肤的防护作用就更差了。本来婴幼儿控制酸碱的能力就比较差，出汗后酸碱平衡遭到破坏，一些皮肤问题就接踵而来了。为避免这种情况的发生，家长就要给宝宝勤换衣服，不要只图省事，换一个尿不湿就算完成任务了。因为小孩排完尿以后，如果不给他擦拭干净，残留的尿液会对皮肤造成伤害。正确的做法应该是先用清水清洗宝宝的皮肤，然后再换尿不湿或者尿布。

　　最后，如果宝宝出现了发烧的情形，但体温不是太高，如38℃左右，一般采用物理降温的方法较好，尽量少用药物降温。物理降温的方法很多，比如用凉毛巾敷一敷额头、腋下，还有脖子等部位，可以帮助宝宝的体温降下来。

　　具体地说，宝宝在成长的过程中，娇嫩的皮肤会遇到什么问题或者考验呢？宝宝常见的皮肤问题有干燥脱屑、粟粒疹、摇篮帽、奶癣和尿布疹等。

　　干燥脱屑分两种情况：一种是宝宝的皮肤先天就比较干燥，这种情况往往跟遗传有关系，比如说父母的皮肤都比较干燥，宝宝的皮肤也会比其他孩子干燥一些；另一种就是人为因素造成的，比如给宝宝洗澡的次数太多，而且每次洗澡时给宝宝使用过多的浴液，把宝宝皮肤表面的皮质膜破坏掉了，造成宝宝皮肤干燥。

粟粒疹通常发生在宝宝的面部，是湿疹的表现。出现这种情况跟宝宝皮肤的防护能力较差以及油脂分泌较旺盛有一定的关系。

关于"摇篮帽"，则表现为宝宝头部出现的棕色、有痂皮的斑，俗称为"摇篮帽"。这在小孩子当中也是比较常见的。由于结痂会导致宝宝的头发粘连在一起，因此看起来会比较难看。"摇篮帽"在冬天特别多见，有时还会扩散到孩子的面部、躯体或者尿布区，产生红色鳞屑状皮疹。这种皮疹看上去很粗糙，也很难看，但一般不会给宝宝带来痛苦。

奶癣是指给孩子喂完母乳或者牛奶以后，没有给孩子擦干净，孩子流口水又比较多，奶水或者孩子的口水当中含有的蛋白干了以后就会撑开它附着的皮肤。有些孩子的奶癣像老人的嘴巴一样，一道一道的，就是由于蛋白干燥后将皮肤撑开了。消除奶癣很简单，及时擦拭和清洗就行了，或者是外用一些润肤品都可以，但润肤品要少用。

尿布疹一般是由于家长给孩子换尿布不及时，或者是孩子小便后只换尿不湿，不给孩子擦洗引起的。因为婴幼儿的臀部和大腿是脂肪比较丰富的部位，褶皱较多，如果这些部位潮湿又不透气，就很容易引发尿布疹。

针对这些婴幼儿中常见的皮肤问题，要怎么处理呢？

首先，关于宝宝皮肤的干燥问题，可以给孩子抹点婴儿润肤露。我建议给宝宝用一些成分比较简单的、绿色环保的润肤品，不要用成分太复杂的，以减少对宝宝皮肤的伤害。平时给宝宝洗澡，能用清水就用清水，尽量少用沐浴露。因为对于婴幼儿来说，多半是尿和大便沾污到皮肤，只要用清水把它清洗干净就行了。

其次，就是粟粒疹的问题。粟粒疹能自己好吗？还是说必须要用药才能好？这要根据症状的轻重程度而定。如果它只是少量的，就不用管它，注意清洁就行了。如果它发展的面积比较大，宝宝感觉到不舒服了，可以适当地用一点药，但用药的时间不要太长，两三天也就差不多了。

再次，对于"摇篮帽"，往往是因为宝宝头部出油比较多引起的。要消除"摇篮帽"，就要给宝宝多洗头发。如果宝宝的头发粘到一块了，家长就要用一些去污能力稍强一些的、适合宝宝使用的洗发水给他清洗一下。把那层污垢清洗干净以后，"摇篮帽"自然就"消失"了。而且现在也有适合宝宝用的相应的药物。除了"治"以外，家长在平时对宝宝的照看上也要改变一些不科学的做法，比如由于怕孩子冻着而把孩子捂得严严实实，又戴帽子又戴围巾，经常把宝宝热得够呛。有的孩子本来油脂分泌就比较旺盛，家长再把他捂得那么严实，孩子就很容易出现"摇篮帽"。因此，家长应该注意给孩子穿衣物要增减有度，捂得太严实或者穿得太少都不可取。

奶癣，上面介绍时已经提到过了，一般来说，及时将口水和奶渍擦干、清洗干净就可以了。如果孩子总是流口水，那就需要到儿科去看一看了，因为有可能会是腮腺出了问题。

关于尿布疹，家长要注意在给宝宝换尿不湿的同时，也要顺便擦洗一下臀部，不能因为小孩子小便的次数比较多，家长图省事就换个尿不湿或者换个一次性尿布片。如果孩子已经有了尿布疹，除了将患处清洗干净外，还要请医生开药治疗。

现在，针对以上几种婴幼儿中常见的皮肤病，医院里面都有相应的药物进行治疗。医生在开药时都会考虑到宝宝的皮肤质地以及用药的安全性，所以父母可以放心。

最后，再补充一个宝宝比较容易遇到的皮肤问题，就是脓疱疮。脓疱疮通俗的说法叫做黄水疮，往往是细菌感染引发的，容易发生在宝宝身上。发病时，孩子身上会长一些小脓包，一些孩子还会有发烧的现象。一旦出现这种情况，就不是单纯的护理上的问题了，我建议家长带孩子及时到医院就诊。

我们都不希望宝宝因为出现以上问题而哭闹、难受，那就需要爸爸妈妈先期做好日常的护理，避免这些皮肤问题的出现。下面就来介绍一下婴幼儿皮肤的日常家庭护理。

1. 关于孩子的洗澡问题

可以给孩子天天洗澡，把他皮肤上的尿渍和污物洗掉，保持他皮肤的清洁，同时也增强了宝宝皮肤的防护作用。

2. 关于洗澡水的温度

给宝宝预备的洗澡水，温度要比成年人用的水温低一点。家长试一下水温，水的温度稍微凉一点会更适合孩子。

3. 关于每次洗澡的时间

每次洗澡的时间不要过长，时间过长的话孩子容易受风。而且最好能用清水洗的时候就用清水洗，不用沐浴露比较好。

4. 关于洗澡的方式是淋浴还是盆浴

在夏天，最好采取淋浴的方式。洗完后再及时给宝宝涂点痱子粉，防止出痱子。但痱子粉不要涂得太厚，因为涂得太厚的话孩子皮肤的排汗功能就差了，过犹不及。

痱子粉和爽身粉名字不一样，但都含有氧化锌的成分，可以给孩子用，但要少用。夏天有的时候出来乘凉或者散步，经常会看到小宝宝趴在妈妈或者奶奶肩上，浑身被涂得白花花的就出来了。估计是家长给孩子洗完澡后涂了一身痱子粉就抱出去遛弯了。其实这样做是不可取的，原因在前面已经提及。

5. 关于洗澡时要注意的重点部位

家长给孩子洗澡时要认真清洗宝宝的臀部。因为小孩子小便的次数是非常多的，家长应该经常为其清洗。

6. 关于用药

如果宝宝出现皮肤问题且需要用药，应该在清洁皮肤之后再擦药。因为宝宝的皮肤偏油，容易脏并出现污垢，如果不加清洗就上药，可能会影响药的疗效。清洁干净后再上药，宝宝皮肤的渗透性会更好一些，治疗的效果也会更显著。

7. 关于宝宝的衣服

一些老人喜欢让自家的孩子穿其他孩子穿过的衣服，觉得这样孩子好养活。这样科不科学呢？实际上，这是有一定科学道理的。因为其他孩子用过的衣物都不知道洗过多少次了，经过多次洗涤的衣物对宝宝的皮肤是有好处的，既舒适又环保。有的家长觉得家里就这一个宝贝，怎么能舍得给他穿别人穿过的衣服呢？这样的家长不妨调整一下自己的心态，让宝宝更健康、更安全。

新买的衣服，多少都会含有色素添加剂、香料添加剂等物质。因此我建议给宝宝买的新衣服在给宝宝穿之前最好在清水里面泡半个小时以上，把衣服当中的残留物清洗掉一部分，尽量减少对宝宝皮肤的伤害。一般情况下，衣服当中的化学添加成分泡半个小时以上基本都能溶解在水里，不用使用消毒液。因为消毒液也是化学性的东西，会对宝宝的皮肤造成伤害。有的老人特别喜欢用开水煮烫宝宝的衣物，当作消毒的一种方式。这个方法是可以的。

小贴士：保护好我们的宝宝，让他们完美的肌肤不受各种问题的困扰，就要求家长在日常的护理时更科学：一要勤洗澡，保持宝宝皮肤的清洁和干爽；二要少用各类沐浴露和爽身粉等，适量用可以，但不要过量；三要把好宝宝的衣服关，新衣服买回来要用清水浸泡洗净后再给宝宝穿；四要遵医嘱用药。

春季新生儿的皮肤问题

春天是一个万物生发的季节，一切都生机勃勃，欣欣向荣。但春季也是一些传染性疾病的高发季节，其中有两种婴幼儿中非常常见的传染性皮肤病：水痘和麻疹。这听上去都有点恐怖。我们要如何应对和预防这两种传染性皮肤病呢？解放军总医院第一附属医院皮肤科主任邹先彪老师将为您讲解应对水痘和麻疹的方法。

水痘和麻疹，大家可能都听过它们的名字，但它们到底是怎样的，可能有些人对它们没有概念。

水痘和麻疹都是病毒，且它们都是通过呼吸道或者分泌物传播的。它们的预防措施也都差不多，但在临床上的表现形式有些不太一样。

水痘的临床表现为密密麻麻的小红点，红点的周围有红晕，在红晕的中央有一个小水泡，水泡的中间有点凹陷。如果摩擦厉害的话，小水泡就会破。一般来说，得了水痘没有什么感觉，可

029

能有一小部分人会感觉发痒。

麻疹的临床表现形式和水痘不太一样，表现为芝麻粒一样的小疹子，密密麻麻分布在患区，看起来一片一片的。然后随着病情的发展，逐渐连成一片，形成红斑。得了麻疹会感觉到瘙痒。

至于两种疾病的病灶面积、部位和潜伏期，则要根据个人情况而定。通常的情况是：

水痘发病一般呈向心性分布，就是先从前胸和后背开始，然后再往外扩散，不过一般不会扩散到肢端，也就是说手掌、脚底长水痘的现象几乎不会出现。水痘的潜伏期往往是在2～3周，经过潜伏期以后就会表现出发病的状态，潜伏期一般没有什么感觉。

麻疹就不一样了，在出疹子的前期全身就会有不舒服的感觉，可能还会发烧、浑身乏力、疲惫。它的潜伏期一般是在两周左右，在要出疹子前大概两天患者就会出现发烧或者类似感冒的症状，眼睛发红，流鼻涕，身上没有力气。

家长一定要对这两种皮肤性传染病提高警惕。因为如果是成年人发病，一出现症状的时候患者自己就会知道，从而及时就医。而孩子对自身的关注度不可能像成年人那样，即便身上起红疹了，只要不疼不痒，孩子自己就不会注意，从而耽误了治疗时间。同时，由于孩子有大部分时间是在幼儿园里度过的，跟其他孩子在一起，因此这两种疾病就会产生群发性的效应。所以有时候一得麻疹，往往是幼儿园或者幼儿园的一个班会有好几个孩子同时发病。

这两种疾病虽说更易在儿童中发病，但在这里也要提醒一下大家，虽然不少成人小时候打过麻疹和水痘疫苗了，但由于现在生活压力大、工作辛苦，加上经常熬夜，就会导致人体的抵抗能力下降。在这种情况下，如果接触到致病病毒，可能就会发病。成年人一旦发病，其症状要比儿童重得多。

麻疹和水痘易在春季发病主要有两方面的原因。一是春季病毒滋生比较多，二是从冬季到春季，人体的免疫机制还没有完全建立起来。人们的身体比较疲劳，很容易通过外界的接触被感染。比如病毒携带者打喷嚏，一个喷嚏中会有三千多个微小的飞沫，含有两万多个病毒，在身体免疫机能下降的情况下，接触到这样的病毒就很容易生病。因此在春季家长一定要特别注意，尽量少带孩子到人群密集的场合。

另外，如果您的孩子或者您自己得了水痘或者麻疹，也不要到公共场所去，避免将病毒传染给他人，这也是公民良好道德素质的一个层面。

已经为人父母者要关注自己的孩子，注射相关疫苗，避免孩子患上水痘和麻疹。准爸爸和准妈妈也要注意，准妈妈在孕期最好避免染上水痘。如果孕期感染，尤其是在快生产的时候，孩子大概有2%的概率会染上疱疹性脑炎或疱疹性肺炎。如果治疗不及时，大概有30%的新生儿会死亡。所以孕妇要特别小心。如果孕妇在孕期的前20周感染，会有造成胎儿畸形的可能性。

水痘还会引起一些并发症，比如肺炎、脑炎等，但是概率比较低。因为现在大家都有了及时就诊的意识，在它发展的初级阶段就去医院就诊，得到及时的治疗。也就是说并发症一般是由于发病后没有及时治疗，病情被拖延造成的。

麻疹有轻型麻疹和重型麻疹之分。如果是轻型麻疹，而孩子抵抗力又强，可能发了麻疹也是一过性的，有时候甚至没有治疗就好了。如果是重型麻疹，家长就要格外注意了，一定要及时就医。现在年轻的父母通常都会在孩子出生的时候给其接种相关疫苗，但注射完疫苗并不意味着孩子与这些疾病就会绝缘，就不会得水痘或麻疹了。比如对于免疫力比较差的人，可能就不会对注射的疫苗产生反应。有的人注射很多次肝炎疫苗都没有产生抗体，那么麻疹疫苗和水痘疫苗也有这种情况存在。再加上有的父母缺乏对这种传染性疾病的防范意识，孩子就有得水痘和麻疹的可能。如果孩子得了水痘或者麻疹，家长们应该怎样护理呢？

首先，一定要及时到医院就诊。现在有专门应对这两种病毒的药物，正常情况下，一周左右的时间基本上就可以控制住病情。孩子的病情得到控制以后，要尽量避免让孩子接触其他的健康人群，尽量避免户外活动，注意保暖，多喝水。在饮食方面可以多吃点清淡的食物，多吃蔬菜，同时不要熬夜。

以上是对于病情较轻的麻疹和水痘患者而言，如果病情较重的话，建议住院治疗。麻疹或水痘的成年患者一般能够有意识地控制自己，即便很痒也不会乱抓乱挠。但是孩子就不一样了，痒痒得受不了了就会使劲挠。患处被抓破以后很容易继发细菌感染，所以说有些人出完水痘以后，患处就会出现凹坑，也就是人们通常所说的"麻子"。没有抓破患处的人，得完水痘以后皮肤上不会留下疤痕或者小凹坑。

孩子得了水痘或者麻疹之后，家长在给孩子穿衣服、洗澡等方面都要注意。在水痘的发作期，会有很多水泡，很容易继发细菌感染，所以那几天最好不要洗澡，穿衣服的时候也要避免摩擦或者钩挂到患处。再有就是得水痘的病人的血液中、喷嚏飞沫中、上呼吸道的分泌物里以及水泡的泡液里边都有病毒，因此患者穿的衣服每天最好用热水烫洗一下，避免交叉感染或者将病毒传染给他人。

水痘在消退的过程当中会有一些糠皮状的脱屑，皮肤也会显得比较干燥，干燥也会引起瘙痒。所以在后期的恢复期，可以给孩子适当地涂一点润肤霜，不要给孩子涂皮炎平等含激素类的药物或者其他药膏，要遵医嘱。饮食方面不必有太多的禁忌，不过要避免食用一些刺激性的食物，比如酒、辣椒、大葱、生蒜等。因为水痘或者麻疹患者上呼吸道一般都有感染，如果这个时候吃了一些刺激性的东西，可能会加重不适症状。

有的孩子已经注射过相关疫苗，但还是得了水痘或者麻疹，这种情况下医生可能会根据情况给孩子使用特异性的免疫球蛋白，它对病情有相当好的控制效果。

想要预防水痘麻疹这样的传染性皮肤病，疫苗还是应该打的，但它不是万无一失的。最根本的还是要增强免疫力，有一个好的身体。即使接触到病人，但身体的免疫力强，也不会被传染。

小贴士：提高免疫力要做到生活规律。在饮食方面要清淡，三分荤，七分素，合理搭配。另外一个就是要锻炼身体，很简单，每天走1万步，省钱环保又锻炼了身体。这1万步走的速度比正常散步稍快一点，时间在1.5~2小时，要持之以恒，否则没有效果。

让您的孩子远离冻伤

在冬天，无论是北方还是南方都是各有各的冷，因此也最容易出现冻伤，尤其是孩子。孩子好动同时不知道如何照顾自己，因此家长就要多留心，如何在寒冷的冬季让孩子远离冻伤的伤害。北京中医药大学教授、中国中医研究院硕士漆浩老师，将为家长讲讲如何预防冻伤，如果孩子有冻伤，又该如何处理。

有过冻伤经历的朋友一定都对冻伤的痛苦滋味记忆犹新，而且最严重的居然需要截肢，非常可怕。当然了，这说的是很极端的情况。一般的冻伤虽然痛苦一些，但不至于落下残疾。

要预防和治疗冻伤，首先就要了解冻伤是如何发生的，有什么特点。我们每个人平常都是暴露在空气中的，一旦气候发生变化或者长期处于一个寒冷或者寒湿的环境中，就会产生冻伤。严重的时候被冻伤的部分会出现没有感觉甚至坏死的情况，就需要截肢。如果不截肢，任由冻伤继续发展，就会导致死亡。因为如果不把冻伤的部位截掉，它就会蔓延到躯干部位，一旦发生这种情况，就真的无力回天了。

冻伤不仅有蔓延的特点，它跟别的疾病还有一点不一样，那就是它是从四末，也就是说人的肢端开始发展的。比如我们冻得最多的地方是手、脚、耳朵、脸等部位，不是肢体的末端，就是身体上凸出的、最容易接触外界的地方。这些部位一旦受到寒冷的刺激，毛细血管收缩，然后血管痉挛，就会出现皮肤苍白、供血不足的情况。这个时候就会产生类似于红肿热痛这样的现象，这是早期。到后来，被冻伤的地方就会长出水泡，如果再继续发展就会到皮下组织，出现皮肤苍白、没有感觉的情形，进而发展就会出现心跳减慢、代谢降低，被冻伤的人好像被埋在一个冰窟窿里，逐渐地，生命体征就会丧失。所以家长一定要注意，孩子一旦出现冻伤，一定要在症状最轻的时候就开始想办法处理。

关于冻伤的处理，我们从比较轻的说起。原来条件没有现在这么好，夏天没有空调，冬天没有暖气。不少年龄在30多岁的人可能都有过这样的经历：

小时候上学，一到冬天教室就冷得像个大冰窖，把手缩进袖子里还是会冻伤，脚就更别提了。虽然脚上穿着厚厚的大棉鞋，但也抵不过寒冷的天气，尤其是小孩子爱蹦爱跳，脚容易出汗，出完汗鞋里湿冷湿冷的，更容易被冻伤了。被冻伤的手脚又红又肿又痒痒，如果不管它，就会逐渐化脓、流血，最后结痂。而且一年冻伤就几乎年年冻伤，周而复始。

现在条件好了，冻伤的情形较少发生，但是对于孩子来说，如果家长疏忽大意，仍旧会有冻伤的情况发生。如果孩子的手冻伤了家长该怎么处理呢？其实冻伤分不同的层级。一般来说分四级。表皮是一级，然后是真皮，真皮再往下就是皮下组织，进而到肌肉、血管甚至骨骼。最轻的冻伤是表皮和真皮，大家最常见的冻疮就属于这个层级。冻疮最需要注意的问题在于预防。大家现在都讲冻疮怎么预防，但是有一点最重要的没有讲，就是我们的手、脚为什么会冻伤。当我们所遇到的环境发生冷热剧变的时候，就容易得冻疮。比如寒冬腊月的天气里，在屋外寒冷的环境里待了一段时间后回到屋里马上烤火，手原本所处的环境是寒冷的，一烤火，温度骤然上升，这种冷热不均是导致冻疮的一个很重要的原因。

如果说被冻的部位已经有点痒，且有点红肿了，该怎么处理呢？

第一，保持冻伤部位处在一个恒温的环境里。如果是手部冻伤，可以戴比较宽松的手套。

第二，要涂抹护肤防冻的面霜、护手霜等，给我们的皮肤加一层保护层。

我在本书中向大家推荐几种。一是鱼肝油。因为鱼肝油里含大量的维生素 E，对皮肤有较好的保护作用。二是巧用辣椒和花椒治疗不很严重的冻疮。因为花椒和辣椒能够促进皮肤的毛细血管舒张，有温散的作用。上面已经提到，所谓的冻疮是因为天气寒冷导致毛细血管收缩而引起的，所以用温性的辣椒和花椒水泡一泡冻伤部位是有较好的效果的。不过，如果冻伤部位已经开裂且长水泡了，这个时候再用辣椒水就会起反作用了，就是自己给自己找罪受了。

耳朵和面部也是容易生冻疮的部位，而且面部更敏感，需要用更柔和的方法才行。这里我讲两个最简单的方法。

第一个方法是面部干浴，也就是搓脸，或者叫做干洗脸。

如果面部或者耳朵刚开始有点麻木，在没有形成很严重的冻疮之前，做一做面部干浴效果很好。面部干浴具体的做法是：用手的大鱼际或者小鱼际从下往上（防止面部下垂）轻轻搓，搓到头顶后再搓下来。这是整个面部的搓法，搓完以后可以再做一个五官的干浴。做眼部的干浴时，要按照眼轮匝肌的分布从内向外搓，因为如果从外向内的话，容易把脏东西杵到眼睛里去。干浴的时候注意不要杵到眼睛。鼻部的干浴要沿着鼻翼两边慢慢搓。这是面部干浴的方法。

第二个方法是冷水洗脸。

洗脸时，准备一盆凉水，用凉水将面部扑湿，让皮肤有一个适应温度的过程。然后重点开始浴鼻。凉水洗鼻的时候，水要稍微吸着一点，但要注意别呛着。鼻部的毛细血管是很敏感的，它要一点一点慢慢适应凉水的温度。经常用凉水浴鼻可以增强鼻子的抵抗力，使其不再怕寒冷的天气和凉风。然后是凉水浴眼、洗嘴。一觉醒来，眼部会有分泌物，而嘴边也会有一些分泌物，在用凉水洗的时候都要洗干净。眼、鼻、嘴都洗干净以后，最后是将一块大毛巾放到凉水里，泡好以后将整个面部敷一下。一开始可能会觉得刺激比较大，慢慢地就感觉很舒服了。然后把水拧干，再敷一下。

脸部最好的预防冻疮的方法就是先干浴，然后再用冷水洗脸，两者取其一也可以。那么手和脚初期的冻疮有什么方法可以治疗吗？

从中医的角度来讲，手部的冻疮可以通过做手操来预防和治疗。手操很容易做，第一节是搓手背。从手腕的部位开始，可以横着搓，也可以竖着搓，左三下，右三下。第二节是搓手心。搓一段时间后你会发现手心出汗了。第三节是擦手指，先手背对手背来擦，然后双手掌心相对擦。第四节是推手。往外推出的时候呼气，往回推的时候吸气。第五节是捋手指。坐着没事情做的时候捋捋手指，捋到指尖的时候拔一下。第六节是手腕对搓。这样的话就从手指操过渡到全身动作了，效果更好。

既然有手操，相应地，脚也有脚操。第一节是碰脚尖。碰脚尖有各种各样的碰法，比如站着的时候，一只脚先往前走一步，后面的脚跟上来，脚尖轻碰先迈出去的那只脚。第二节是搓脚。第三节是提升阳气。坐下来，双脚轮流做抬起和放下的动作。脚抬起来是升阳气，放下去是降阴气，旨在提拉人体的气血。上面这几节动作是白天做的，到晚上了可以再泡泡脚、搓搓脚心，这样对于初期的脚部冻疮的治疗很有帮助。

上面讲的是初期冻疮的治疗，下面讲讲如何防止其复发。防止复发有很多种办法，都和平常的生活习惯有关。比如说很多人到冬天，手冻得受不了了才去买手套，其实正确的做法应该是天刚凉下来就要买手套，保护好自己的双手。其次是不要让双手经常处于冷热变化无常的环境中，这一点比较容易做到。比如经常洗衣服、刷碗的人容易得冻疮。为什么？因为在洗洗涮涮的时候双手会较长时间地泡在水里面。这个问题很容易解决，戴双橡皮手套就行了。如果说没条件戴手套，又该怎么办呢？可以在洗完以后先将双手擦干再去做别的事情，还有一点要注意的就是不要洗完衣服以后马上就去烤火。

一般来说，得冻疮的人适应能力是比较弱的。农村有一些方法可以提高适应能力，比如说使用丝瓜瓤。在夏天丝瓜长成的时候，用丝瓜瓤搓手就是很有效的一个方法。新鲜丝瓜本身有一种黏液，滑溜溜的，用它来搓手，会对手部起到很好的保护作用，而且还可行气活血。如果没有丝瓜，用西葫芦瓤代替也可以。另外还有一样东西可以预防冻疮，就是淘米水。每天用它洗几次手，洗的时候不要太用力，要慢慢体会双手浸在淘米水里的感觉。

除了上面的方法，我们能不能通过饮食增强抗冻能力，减少得冻疮的机会呢？其实说到底，冻疮是人体对外界的寒气、寒湿缺乏抵抗能力的结果，一般阳气虚的人或者体表比较虚的人容易得。在饮食上可以多食用温阳散寒的食物，比如中医里讲的"血肉有情之品"，就是羊肉、狗肉等。羊肉是温养的，比狗肉要好，狗肉是温燥的，所以建议大家吃羊肉。当然其他的，比如说鸡肉也可以，它也是温的，比羊肉更平。还有一些叫做温散之品。举个简单的例子，我们冬天做年货或者炒菜会放一些十三香，十三香里大部分都是温经散寒的材料，比如八角（大料），它是温胃散寒的，可以使胃里暖和；还有桂皮，是大热的；韭菜是温通经脉的。除了上面介绍的，平常我们还可以喝一点药酒。如果不愿那么麻烦，红葡萄酒也是可以的，红葡萄酒是温散经脉的，到冬天的时候可以少量地喝一点。如果喝红酒的时候适当进食一点肉类，效果会更好。

> 小贴士：预防和治疗冻疮，可以通过戴手套、使用鱼肝油、泡辣椒花椒水、干洗脸、冷水洗脸等方法做到，也可以通过饮食来增强身体的抗冻能力，预防冻疮，比如多吃些温热的食物、饮用药酒等。

冬季预防，让孩子对感冒说"不"

感冒是平时生活中最常见的一种疾病了，很多人会觉得感冒是小病，不用"小题大做"，真的是这样吗？感冒又分为普通感冒和流行性感冒，二者之间又有什么区别呢？感冒会不会对孩子造成更严重的危害呢？我们应该怎么做才能科学地防治感冒呢？中国红十字会卫生救护培训中心急救专家、北京急救中心副主任医师冯庚老师为您揭开关于感冒的种种疑惑。

平时总是听人说，感冒是小病，抗一抗就过去了，实在不行，吃点感冒药，过几天也就好了。而感冒的症状也就是嗓子疼、咳嗽、流鼻涕，再严重一些的可能会发烧。一般人们都是从患者表现出来的症状去判断是不是感冒了，那怎么从医学的角度来认识呢？

其实我们之所以要讨论感冒，一是因为它是一种普发性的疾病，非常常见，几乎每个人一生之中都要患几次感冒。二是人们对感冒或者流感有很多认识上的误区。由于这些误区又会导致很多不好的结果。所以我认为有必要将关于感冒的科学知识介绍给大家，使人们在对感冒有一个正确的认识后，更好地预防和治疗这一常见的疾病。

首先界定一下什么是感冒。感冒是一种病毒性疾病。在致病微生物（所谓的微生物，就是非常非常小的生物）中，病毒是最小的，肉眼根本看不见。病毒有一个特点，就是它没有细胞膜。我们现在还没有一种特别有效的药物去对抗病毒，这就导致了所有的病毒性疾病治疗起来都比较困难。它不像细菌，对付细菌我们有抗生素，而面对病毒，我们还没有有效的药物去消灭它。所以，所有病毒性疾病的治疗，除了对症用药以外，很大一部分还取决于病人自己的抵抗力。这就是为什么有人感冒的时候，不管吃不吃药，吃的是中药还是西药，都需要一周左右的时间才能好，即便吃药也不会明显缩短其病程。

很多人不知道普通感冒和流感有什么区别。其实，不管是普通感冒还是流感，他们都是病毒性疾病，而且都属于自限性疾病。什么叫自限性疾病呢？就是它有自己的病程，无论你治不治，这个病程的长短都不会有太大影响。感冒的病程一般是 3～7 天，感冒后不进行治疗，7 天左右也会自行康复，如果吃一些药进行治疗，也需要大概一周的时间才能好。

导致感冒的病毒种类很多，有一百多种，主要有鼻病毒、腺病毒、轮状病毒等。这些病毒的变异性非常强。所谓变异性，就是它自身的结构会发生变化，比如我们刚研究出一个疫苗，能够有效消灭某种病毒，可很快这种病毒就发生变异了，刚研究出来的疫苗又不认识它了，因此给我们的治疗带来很大困难。这就是为什么没有专门针对普通感冒的疫苗的原因。因为疫苗刚做出来，感冒病毒就变异了，做出来的疫苗失去了其效用，白白浪费了资源。

站在医学的角度，我们通过什么去判断一个人是否患了感冒呢？一般来说，就是通过病患的症状来判断。比如说鼻子刚开始不通气、鼻塞、流鼻涕，严重的会伴有头疼和浑身关节疼的症状，更严重一些的会出现发烧等，这些都是感冒比较常见的症状。这些症状一般会在感冒的第二天开始，第三天最重，因为感冒病毒进入到体内以后24小时以内不会发病，但体内已经有大量的病毒在繁殖。换句话说，它有一个潜伏期，在潜伏期内患者可能并没有太明显的症状，然后从第二天开始出现症状，第三天最厉害。

相对于普通感冒，流感的症状要重得多，而且具有传染性，有时会是爆发性的，其传播范围可能会是世界性的。据记载，历史上曾出现过5次大规模大范围的流感，最厉害的一次就是1918年到1919年期间爆发于西班牙的大流感，当时几十个国家都受其波及，两千万人死于此次流感。现在，卫生医疗条件与100年前相比已经不可同日而语，流感给我们造成的伤害也降低了，死亡率大大下降，但它对我们健康的威胁仍然存在。比如甲型H1N1病毒引起的流感，就给我们的正常工作和生活带来极大的影响，其造成的危害是很严重的，甚至威胁到人们的生命。

下面详细介绍一下感冒和流感到底有哪些区别。

第一个就是病原体不一样。

普通感冒的病原体是鼻病毒、腺病毒等，流感则是流感病毒。

第二个是从症状方面进行区分。

普通感冒发病症状比较轻，大多是鼻塞、头疼；而流感多数情况下会出现发烧的症状，甚至有的病人还会发高烧，症状比较重，病程长，对患者造成的伤害要大一些。普通感冒3～7天差不多就会自愈，但是流感需要的时间则要长一些。

第三个不同点是发病的季节。

普通感冒全年都有可能发病，没有一个特定的季节；而流感发病一般在冬春两个季节，特别是冬季发病比较多。

第四点不同是它们危及的人群不一样。

普通感冒主要危及的是孩子，正在上学的孩子一年可能会有10次左右的感冒；但是流感危及所有的人群，尤其是体质差的人群，比如患有慢性疾病的病人、老年人、孩子等。

流感具有很强的传染性，那普通感冒呢？普通感冒也会传染，而且和流感的传染途径是一样的，都属于呼吸道传染病，也就是说它们的传播都是通过呼吸来实现的。病毒存在于空气中的飞沫里，携带病毒的人通过咳嗽、打喷嚏，将病毒"喷"到空气中，这就是为什么在人群密集的地方容易得感冒的原因之一。还有一个致病原因就是接触。比方说病人的手或者使用过的手绢，可能会带有病人的分泌物或者病毒，经过接触这些物品而致病。此外，有一小部分是通过被污染过的物品，包括食品和日用品进行传染的。

一般情况下，感冒虽说不是什么要命的病，但是患病以后还是挺难受的，会给我们的生活和工作带来一定的影响。所以如果能预防最好，防患于未然总比亡羊补牢好。那么感冒如何防治呢？

第一就是了解病程，对症治疗。

上面已经提到，感冒的病程一般是在 7 天以内，也就是说没过 7 天就不要着急，如果超过 7 天还不好就要注意了，最好去医院确诊一下，看看到底是不是感冒。关于对症治疗，这点也很重要。由于感冒是病毒引起的，目前还没有特别有效的办法，因此现在的治疗一般就是减轻病人的痛苦。如果感冒患者头疼，就给他开点止疼药；如果患者发烧，就想办法降低其体温；如果病人咳嗽，就给他开点治疗咳嗽的药。

第二就是要保持空气的湿润，保证充足的睡眠。

患感冒一个很重要的原因就是空气太干燥，为什么冬天容易爆发流感呢？因为冬天气候太干燥，我们的鼻黏膜也就会干燥，鼻黏膜越干燥，人体的抵抗力就越低，病毒就容易繁殖。所以天气干燥的时候一定要保持身边环境的湿度。同样是冬季，南方就比北方要好很多，因为南方湿润，人们得流感的几率比北方人就要低很多。一般来说，人体需要的最佳湿度是 60%，我们可以在家里或者办公室放一个带湿度计的温度计，既有温度又有湿度，将湿度调整和保持在 60% 是最好的。

关于提高室内湿度的方法，现在很多人都使用加湿器。其实我不推荐这种方法，为什么呢？第一，加湿器浪费能源。第二，加湿器喷出的水雾分子非常大，因此会很快落下来，增加空气湿度的效果就会大打折扣。我推荐给大家一个方法，如果家中的暖气能塞进水瓶，可以多塞几个矿泉水瓶子进去。这个矿泉水瓶要经过一定的处理，把上面剪掉一部分，然后定期往里面灌水，通过暖气的热度使瓶中的水自然蒸发。还有一个办法就是睡觉前在地上洒点水，或者在床头放一条湿毛巾，这样可以大大提高局部空气的湿度，既环保效果又好。

此外，保证充足的睡眠也有利于感冒的早日康复。好的睡眠能保证我们的身体得到充分的休息，从而促进抵抗力的恢复。所以得了感冒以后，最好不要加班加点地工作了，该休息的时候就休息，早睡早起，保证良好的睡眠。另外就是多喝水，喝水能及时为身体补充水分，缓解鼻黏膜的干燥。

关于感冒药，如果症状不是很严重，能不吃就不吃。但当症状严重的时候，比如说体温都三十八九度了，或者头疼得受不了了，为了缓解难受的症状，最好根据医嘱吃点药。对于孩子来说，感冒的治疗就更要谨慎一些了，现在有不少物理降温的办法，家长可以试一试。最好不要一感冒就输液，造成抗生素的滥用。

除了孩子在服用感冒药的时候要格外谨慎之外，还有几类特殊人群感冒用药需谨慎，这部分人群不要轻易吃药。

第一类人群和职业有关，比如高空作业人员、机动车驾驶人员以及精密仪器操作人员等。这部分人如果感冒非要吃药的话，不能吃氯苯那敏、马来酸氯苯那敏之类的药物，因为这些药都能够引起嗜睡，对于上面这些职业的从业人员来说潜在一定的危险，容易出事故。所以上面提到的这部分人不要在工作的时候服药，当然在睡前服用是可以的。

第二类是患有某些疾病的人，比如高血压、心脏病、青光眼、肺气肿、前列腺肥大或者甲亢患者。患有这些疾病的人要尽量避免服用含有盐酸伪麻黄碱的感冒药，很多感冒药里都含有这个成分，服用前一定要仔细看一下说明书。

第三类是癫痫症患者。此类患者要避免吃含有马来酸氯苯那敏成分的感冒药。马来酸氯苯那敏是一种抗过敏的药，癫痫症患者服用含有马来酸氯苯那敏的感冒药后容易引起病症的发作。

最后，为预防孩子得感冒，在流感高发季节最好给孩子戴上口罩。如果孩子已经患了感冒，就要注意清淡饮食，可以喝些清粥搭配小菜，不要吃油腻的。太油腻的饮食会引起消化不良，消化不了就会肚胀、难受，所以感冒的时候最好吃些清淡的饮食，以有助于感冒的早日治愈。

小贴士：孩子得了感冒家长不要急着让孩子吃药，症状不严重可以采取以下方法治疗感冒：保证室内空气的湿度，保证充足的睡眠，多喝水，清淡饮食。一感冒就带孩子上医院输液的做法是不可取的，这一点家长一定要注意。

谨防儿童"心脏病"：病毒性心肌炎

秋冬季，气候转变很快，孩子容易感冒发烧，如果不及时治疗，可能会引起其他疾病，如肺炎等。另外，感冒发烧还可能引发小儿病毒性心肌炎。对此我们又该如何预防治疗？下面，中医儿科专家刘昌艺老师为我们普及一下这方面的知识。

病床表现

如果感冒发烧治疗不及时，就会引起心肌发炎，这是 3 ~ 8 岁孩子容易得的一种心脏病，可以治愈。心肌炎是由病毒侵犯到心脏引起的心肌病变或心肌发炎等心脏受损疾病。

孩子在心肌发炎后，有一些临床表现，我给大家总结出四点，便于理解。

第一，表现为胸闷、气短、叹气不止，也就是呼吸不畅、呼吸困难，这与普通气短不同。比如有的人身体不好或者过于肥胖，上楼梯时都会大喘气，喘气后还要长出气，这时候人的吸气也深，呼气也长。但是心肌炎患者吸气是正常的，呼气时间较长。中医中提到肾主纳气，肾气足，呼吸平稳，不会长出气；反之，纳气时间短，呼吸困难。肾气不足，可能是感冒或身体抵抗力变差造成的。那么，感冒患者肾功能变差后，肾不纳气了，所以造成呼吸不平稳，表现为气短。

第二，疲乏无力。得了心肌炎的孩子，没有精神，容易疲劳，时常感到身体困乏，老想睡觉。

第三，心动过速或过缓。心动1分钟超过120次属于心动过速，一分钟低于50次属于心动过缓。心动过速或过缓，都是由于心肌异常导致不正常供血造成的。儿童本身心跳较快，心脏跳动为每分钟80~100次。如果脉搏在这个范围内，还要根据前两个症状来观察病情。

第四，自汗和盗汗。白天醒着出汗叫自汗，晚上睡着了出汗、醒了以后止汗的，叫盗汗。有的人体质虚弱，一动就出汗，尤其是白天出汗的，多为虚症。在临床上常会遇到一些孩子，有夜里盗汗、大便干、内有热的症状，属于热症的孩子，其为阳盛体质；如果出虚汗，说明他供血不好，而且出汗越多越伤气血。中医理论认为血汗同源，所以出汗多了伤血，因为汗为心之液。

但是这四点症状不是很明显，需要家长留心观察。

心肌炎存在一些前驱表现，比如孩子原来得了感冒，现在感冒好了，仍有发烧、咳嗽、鼻塞等症状；孩子原来脾胃不好，现在仍有湿热、肚子胀、大便干或腹泻、腹痛等症状。其实，这不是感冒和肠胃的问题，而是心肌炎还没有完全治好的表现。我们认为心肌炎90%以上都是病毒侵犯后造成的，所以一般都叫病毒性心肌炎。

中医有句术语叫"温邪上受、首先犯肺、逆传心包"。左肺后边就是心脏，肺有两部分，右边是三个小叶，左边是两个大叶。中医把肺炎归结于心悸、怔忡和胸痹。心悸是心慌气短、心跳不止。怔忡也是心慌、心跳。胸痹表现为胸阳不振，痹阻不通，胸闷气短等。

也有人把肺炎归结于温热病的范畴。就是说，人在感冒发烧后，温邪上受，首先病毒从口鼻而入，再从咽喉到气管和肺。肺开窍于口鼻，鼻咽部是肺的一道篱笆，如果抵挡不住，病毒就会损害肺的功能，造成咳嗽、发烧等症状，一般病毒会从肺直接下传到脾胃、中焦、肝肾，最后由于孩子身体抵抗能力差，病毒直接从肺逆传到心包，损害心肌。所以，人们得病的主要原因是抵抗力差，还有病毒的伤害性强。

所以有些孩子，感冒发烧后得了肺炎，最后会转变为病毒性心肌炎。我父亲也是有名的老中医，曾经在临床上遇到过这样的问题：有一个6岁的孩子，得了感冒发烧，经我父亲治疗后，感冒发烧症状好了，但是家长比较警惕，发现孩子呼吸不畅，胸闷气短。我父亲给孩子做心电图时发现，孩子的心电图 T 波异常，心肌受损，最后开了一个月的药就治好了。所以，家长的细心、责任心、警惕心可以避免病情继续恶化，是比较重要的。心肌受损后，不及时治疗会发展为心肌炎。在心肌受损症状比较轻的情况下，可以通过吃药治疗。一般治疗心肌受损需三个月，治疗心肌炎需要半年到一年的时间。

有些家长太过于粗心，孩子在5~6岁得了心肌炎没有治好，到20岁左右仍感胸闷、心慌、气短，影响了工作和学习。此时如果抵抗力好，又注意身体的调养，可常吃防止心脏病发的药，如丹参片。如果胸闷气短，可常吃山药和大枣补气。

中医治疗心肌炎的方法

药物方面

中医里有一些成药，如丹参滴丸、复方丹参片、补中益气丸或生脉饮都可治疗心肌炎。丹参可强心活血，可以适当地吃一点。

补中益气丸，可以治胸闷、气短，并能健脾。中医认为，脾胃是后天之本，肾为先天之本。脾胃功能好，等于我们的四季脾旺不受病毒侵害，所以调理脾胃也是非常重要的。

生脉饮，成分主要有人参、麦冬、五味子。现在可能有两种配方，一种成分含党参、麦冬、五味子，一种成分含人参、麦冬、五味子。含有人参的生脉饮贵一些，含党参的便宜一些，但都是利气、养阴、补气、活血的中成药。

除了中成药，也有一些中药方子，如辛夷、苍耳子，可以通鼻窍，治疗感冒和鼻炎，元参、板蓝根、山豆根可以抗病毒，黄芪、麦冬、五味子可以养心阴、凉血，丹参、苦参可以清热解毒、强心率，阿胶、红枣可以补血。

另外，孩子在喝中药的时候有一些注意事项。首先，说一说孩子的喝药量和喝药次数。大人一般每天喝中药300~400毫升，分两次喝，小孩可以分三次喝，早晨起床喝一次，放学回来喝一次，睡觉前喝一次。如果是上幼儿园的小孩，应先把药浓缩成100～200毫升的药汁，如果孩子太小，把药浓缩成100毫升的药汁就够了。其次，孩子在喝的时候，要加热喝、加糖喝、饭后喝，孩子大便干可以用蜂蜜代替糖，孩子有怕冷的症状可以加些红糖。

食疗方面

1. 黄芪鸡汤

生黄芪可补气，而炙黄芪的药性柔和一点，所以我们要用生黄芪。

食材：生黄芪30～50克，老母鸡一只。

做法：将生黄芪直接塞进处理好的鸡肚子里，让黄芪的药效直接被鸡肉吸收，用白线绳将整只鸡缠好，防止黄芪跑出。最后炖熟后可直接喝鸡汤，也可吃鸡肉，老少皆宜。

药效：对治疗心肌炎效果非常好。

2. 百合莲子粥

莲子有清心、除烦，治疗胸闷、气短的功效。百合有润肺止咳的功效。

食材：百合20克、莲子10克、大米100克。

做法：将食材熬煮成粥即可。

药效：可以养心、润肺、止咳、预防感冒。

3. 百合黄芪鲤鱼汤

食材：生黄芪30克，百合10克，半斤到一斤的鲤鱼一条。

做法：将黄芪、百合用布包好后放在鱼肚子里炖煮。

药效：对预防病毒性心肌炎有很好的效果。

食疗方法治疗时间长，也不能总吃，所以还应以预防为主，我总结了以下几点内容，供家长们参考。第一，预防感冒。首先在季节变换时，要给孩子适当加减衣物，避免风寒、燥热，比如冬天外面冷要多穿点，室内热要少穿点，避免温差大而受寒。第二，少去公共场所。春秋季节，孩子发病率较高，如流行感冒、水痘、荨麻疹等，此时应少去公共场所，避免病毒感染。第三，饮食清淡，五色对五脏。饮食多样、丰富，少吃大鱼大肉，多吃水果蔬菜。如白色食物入肺，黑色食物补肾，青色食物入肝，黄色食物入脾等。第四，保持居室洁净。应该经常通风换气，定期消毒。

小贴士：如果家长经验不足，发现孩子有异常症状，应及时就医。

儿童秋冬保健——肺炎

秋冬交替之际，气温一天比一天低，是许多疾病的高发期。特别是小朋友，免疫力本身比较弱，所以特别容易患上这个季节的常见病——儿童肺炎。由于感冒发烧和肺炎有时不容易区分，所以有的家长要么一发现孩子发烧就误以为是肺炎，要么忽视而耽误治疗，最后孩子由发烧转变为肺炎。那么如何正确判断感冒与肺炎的关系？孩子患上肺炎我们该怎么办？下面，中医儿科专家刘昌艺老师为我们详细讲解。

秋冬季节天气转冷，小孩容易感冒、发烧。引起孩子感冒、发烧有多方面的原因，比如在生活方面家长照顾不周，孩子晚上睡觉时蹬踹被子，引起着凉导致感冒、咳嗽、发烧；在饮食方面，孩子总吃油炸、油腻上火的食物，如巧克力、羊肉串、油炸快餐等，容易生痰生热引起严重的呼吸道感染和消化道感染，再加之咳嗽厉害，也可能引起肺部感染。

孩子得肺炎的表现

肺炎主要是呼吸道感染比较严重引起的，我们一般把呼吸道感染过程分为三个阶段。第一阶段是鼻咽部上呼吸道感染，包括鼻子、嗓子、扁桃腺，它们是肺之门户，一般感冒都是上呼吸道感染所致。第二阶段是中部，就是气管、支气管发炎，表现为咳嗽有痰。如果感冒时有痰，就可能是气管、支气管出现了问题。第三阶段是肺部感染。肺炎可能引起发烧，表现为呼吸困难、喘憋。

这三个阶段是由浅到深的感染过程。也就是说，如果小朋友得了感冒发烧不及时治疗的话，有可能会发展为肺炎。但是，我们有一个特例，如果出生后 28 天内的新生儿得了肺炎，一般不发烧也不喘憋，所以表现不明显，只有通过透视、听诊能判断出来，不及时治疗会有生命危险。

新生儿时期是人生长发育的重要过程。新生儿属于纯阳之体，但是他脏腑娇嫩，行气未充。就新生儿的五脏六腑而言，还在"长而未成、成而未全、全而未壮"的阶段，说明他没有体成熟。所以新生儿的肺炎跟小孩的肺炎病因不太一样。新生儿本身抵抗力就差，他的肺炎可能是在生产过程中吸了羊水、胎粪，或病毒细菌感染引起的。所以，得肺炎的儿童可分几个不同的阶段，出生后 28 天内为一个阶段，28 天到 3 岁之间为一个阶段，3 岁以上为一个阶段，但是 3 岁以下儿童得肺炎的几率较高。

目前，国内有统计数据表明，5 岁以下的儿童死于肺炎的每年有 50 万例。在我国 20 世纪 50 年代，100 个肺炎患者里有 5 个死亡病例，就是说 100 个小孩得了肺炎，有 5% 的死亡率。随着医疗水平的提高，死亡率也会逐渐降低。国外统计数字显示，每年死于肺炎的人数，占整个死亡人数的 5%，也就是 100 个死亡病例中，死于肺炎的占 5%，比例也很高。尤其是 3 岁以内的孩子，因为年龄小，所以表达受限，只能通过哭泣来表示难受，如果家长不细心照料，会耽误治疗。肺炎能引起呼吸衰竭、心率衰竭，死亡率很高，所以需要家长重视。

如何判断儿童肺炎

家长在带着孩子就医之前，有一个简单的方法可以判断孩子是否得了肺炎，就是"四看一听"。

第一看孩子是否发烧。一般得肺炎的小孩，高烧在 38 度以上，持续 2 ~ 3 天不退，用药也不能退烧。一般普通感冒引起的发烧，可能 1 ~ 2 天就能退烧。当然，发烧并不代表就一定得了肺炎。

第二看孩子的呼吸。孩子的呼吸是否正常、平稳，呼吸有没有喘憋现象，如果孩子咳嗽严重，有喘憋、呼吸困难的现象，且喘气困难、气短，家长就要警惕起来。

第三看精神状态。生机勃勃是孩子的生理特点，我们在临床上，经常能遇到发烧已达三十八九度的小孩，还挺精神，能跑、能吃，还能玩。但有的孩子发烧后精神状态不好，无精打采的，则可能是病情严重的表现，要抓紧退烧。

第四看饮食情况。好多小孩得了病以后缺乏食欲、不爱吃饭、没有精神，此时要及时到医院治疗。

最后是听。在小孩安静的情况下，家长可趴在小孩的后背，听孩子左右肺部的声音，如果有咕噜咕噜的声音就是痰鸣音或湿啰音，这声音像冒水泡声。而且，肺炎的主要特征就是肺部有湿啰音。

"四看一听"的方法固然简单，但是也要父母细心观察，仔细区别其中的症状，切忌过于惊慌，应将孩子的哮喘病和肺炎区别开来。

孩子日常的生活护理

在日常生活中，父母可从以下几个方面照料孩子的饮食、起居。

第一，尽量不让孩子晚上睡觉踹被子。可以给孩子穿上小丝袜或者用宽一点的睡袋睡觉，防止孩子夜间着凉。

第二，孩子白天活动量大，一岁多的小孩已经会走、会跑，活动后如果身上出了汗，要躲开风口。特别是在夏天活动出汗后，经空调风扇一吹，容易引发感冒发烧。

第三，饮食要清淡，不吃大鱼大肉，更不能挑食厌食。如油炸快餐、巧克力、羊肉串等食物尽量不吃或少吃，而且 1 ~ 2 岁的孩子不能吃这些食物。

第四，两凉三暖。头、胸要凉一点，肚子、后背、脚底要暖一点。头为诸阳之汇，应该稍微凉一点。有的家长或老人，给孩子拼命戴帽子，捂出汗后更容易着凉。胸部是血液循环比较丰富的部位，左边心脏血液循环比较旺盛，所以胸部要凉一点。

如何治疗儿童肺炎

在治疗儿童肺炎时，家长首先要配合医生的治疗。针对发烧，有以下一些方法。

物理降温。用 75% 的医用酒精兑一半温水，给孩子擦拭前胸、后背、腋下等部位降温。

中药退烧。如果物理降温效果不好，可以吃中药退烧。中药可引邪外出，是比较好的治疗方法。比如紫雪散，1~3岁的小孩可以一次喝半瓶，1岁以下的小孩一次喝三分之一瓶即可。还可以用清开灵退烧，效果也不错。而且中药退烧的效果很快，1~2个小时以上即可发挥作用，但是只能维持4~6小时的药效。

如果确诊是小儿肺炎，中医的抗病毒药效果也非常不错。可以给孩子用麻杏石甘汤，其成分主要是麻黄、杏仁和生石膏。病情严重的，还可加入寒水石、生甘草、山栀、豆豉、芦根、竹叶、牛蒡子等，有的还可用银花、连翘。脾胃不好的，可以加入焦三仙，其成分是焦山楂、焦神曲和焦麦芽。

2008年，我遇到过一个一岁多的小病患，连着输液8天，仍然高烧不退，体温高达42度，家长当时非常着急。最后在我院，用麻杏石甘汤，配了些上面提到的药材，一天一服，连吃5天后，孩子退烧了，也不咳嗽了，也不喘粗气了，呼吸也平稳了，又连续服用5天后，孩子的支气管炎也治好了。所以，针对高烧不退、咳嗽气喘，中医疗效较好。

孩子生病期间的饮食护理

1. 饮食清淡，不宜吃大鱼大肉

孩子在生病期间，脾胃功能变弱，家长可以变着花样给孩子做些好吃的，可以是富含营养的半流食，如粥、炒面片、烩面条等易消化的食物。

如果孩子还在吃母乳的阶段，到4~6个月，才能开始一点一点增加辅食。例如，给孩子喂药的时候，还可以喂一点鸡蛋羹、面条和稀粥。

2. 二制法：一个控制、一个强制

如果孩子的病已经有所好转，胃口也变好了，仍不能让他一

下子吃很多东西。如果孩子的脾胃功能较好，也要控制他的饮食量，而脾胃功能较弱的孩子，就要强制他多吃一点，变着花样给孩子做一些爱吃的食物，但是也不可过量。孩子本身的自控能力有限，所以父母要及时用科学的方法，帮助孩子健康饮食，尽量使孩子的身体健康状态处在平衡之中。

总之，孩子在患病期，除了积极治疗，家长还要细心照料孩子的饮食、起居，使其具有健康的体魄，增强机体抵抗力。另外，尽量减少孩子去公共场所的次数，不接触病患，还要注意居室通风、换气、卫生等情况，给孩子创造出一个良好的生活环境。这样，孩子患肺炎的几率才能大大降低。

小贴士：孩子生病后，家长要考虑周到些，在选择医院和治疗方法上要多方面考虑后再作决定。

儿童冬季保健——急性肾炎

秋冬换季是小朋友极易生病的季节，此时需要家长关注的疾病之一就是儿童急性肾炎。有不少朋友在童年得过急性肾炎，对他来讲，记忆中最痛苦的是不能吃盐，实在难熬的情况下，会用筷子尖到盐罐里去蘸一点，舔着吃，然后就会感到很幸福。如果得过急性肾炎，对一个人一生的健康有哪些影响？儿童急性肾炎到底是怎么回事？又应该怎样治疗？下面，中医儿科专家刘昌艺老师为我们指点迷津。

急性肾炎是怎样得的

前几篇，我们讲过儿童肺炎和儿童病毒性心肌炎，这些疾病都是由上呼吸道感染引起的。肾脏属于泌尿系统，急性肾炎不仅和呼吸道感染有关，还与皮肤的疮毒、湿疹有关。如，小宝宝比较容易得尿布湿毒疹，这种病毒经皮肤再经血液循环进入肾脏，容易引发急性肾炎。据医院临床统计得知，泌尿科的儿童病患，得急性肾炎的较多。

急性肾炎应及早治疗，一般治疗时间不超过1~3个月。超过半年未能治疗好的，可转变为慢性肾炎，治疗起来非常困难。慢性肾炎患者会出现大量蛋白尿、尿血、水肿等现象，最后尿液排不出，转为尿毒症，导致肾脏衰竭，可危及生命。

3~8岁的学龄前儿童与外界接触逐渐增多，接触传染病的机会也增多。如果饮食又不清洁、不节制，极易引发疾病。所以，小朋友要讲卫生，饭前便后要洗手，不可吃手指。这里，我教家长一些保护孩子健康的方法。首先是遏制孩子吃手指的方法，就是给孩子手指上抹一点辣椒，久而久之，他就知道手指头是辣的，就不会舔了。再就是，孩子皮肤感染后，可以给孩子戴个薄薄的手套再睡觉，这样，孩子不会因为感到痒而抓破皮肤。饮食不卫生、生活不卫生或皮肤破溃都容易引发急性肾炎。

急性肾炎的表现

急性肾炎前期有一些症状，如感冒、发烧、咳嗽、恶寒、鼻塞、肚子胀、腹泻、尿频尿急等。还有皮肤溃疡，如丹毒、湿疹、疮毒等皮肤疾病，也是此症的前期症状。

如何诊断急性肾炎

急性肾炎可以从以下四点作判断。

第一，水肿。水肿也分部位，首先，肺主宣发肃降，为水之上源，参与水液代谢，如果肺气虚了，就造成面部、眼睛、眼泡水肿，可以吃通宣理肺的药物调理；其次，脾胃枢纽在中间，主运化水湿，脾虚以后，肠道里有咕噜咕噜的痰鸣音，肚子鼓胀；

而肾主水液代谢，为水之下源，得急性肾炎后，容易腿肿、脚肿，轻轻按下去有印，不容易弹起来。

第二，少尿或无尿。孩子喝了好多水，但是排不出尿，或者尿量特别少，排尿其实就是排毒。应该保持水液代谢平衡，也就是说如果每天喝 2000 毫升水，应该排出体外 2000 毫升废液，如出汗、大小便等，这样身体功能才能正常。

第三，血尿和蛋白尿。血尿就是实验室在尿液中检测出了红白细胞异常，甚至有些尿液带有洗肉水的颜色。健康人离心后尿沉渣中红细胞应小于 3 个/高倍视野，白细胞应小于 5 个/高倍视野，且形态均一。还应做 24 小时尿蛋白定量检测，能较为准确地反应体内尿蛋白的排泄量，正常值小于 150 毫升/24 小时。

第四，血压高。有少数孩子会因为急性肾炎出现血压高的症状。孩子的正常血压，高压不超过 100 毫米汞柱，低压不低于 50～60 毫米汞柱。所以在家庭中，也可准备血压计，为孩子检测身体作准备。

以上四项，如果发现其中一方面有异常，就应及时就医。

到了医院后，我们主要查血常规和尿常规。在日常生活中家长应该给孩子定期体检，半年到一年检查一次，出现明显症状后，要随时检查。

中医治疗急性肾炎有哪些方法

急性肾炎治疗周期在 3 个月之内，最好在 1～2 个月内治好。应做到及早发现，及早治疗。

中医一般会通过食疗和药物治疗两种方法治疗。

中成药可用肾炎四味片和肾炎康，中药可用五草汤和五苓散。五草汤，是家父自创的一个药方，成分有鱼腥草、倒扣草、益母草、灯心草、黄芪。黄芪的功效很多，可扶助正气，还可消蛋白、降转氨酶，另外还能治疗糖尿病，有补气止汗、脱疮排脓等功效。五苓散，成分有猪苓、茯苓、泽泻、白术、桂枝。

中医认为，治疗肾炎不光要利水，还要活血，血行则水行。补肾的可以用何首乌、川断，牛膝可补肾活血，益母草能活血化瘀，使身体水液代谢平衡。所以，在利水、补肾的药方上，再配以活血化瘀的药物，并行治疗急性肾炎、慢性肾炎或肾炎综合征，效果才能更好。

另外，在治疗急性肾炎、慢性肾炎或肾炎综合征时，还经常用到泽兰和桂枝。泽兰能活血，也能利水，有双向调节作用。一般儿童一服中药用 15 克泽兰，成年人用 30 克。桂枝可治疗感冒，但是它的功能是温阳化气，在《伤寒论》里，桂枝是天下第一方，更何况，很多疾病都是感冒治疗不当引起的，所以治疗感冒也很重要。

以上这些补肾、活血、利水的药物，根据病情，由医生诊断后，酌情加减到五草汤或五苓散中，能发挥出不错的治疗功效。一般，针对急性肾炎，用五草汤大概治疗两个星期后，可消除尿蛋白、尿中的红白细胞，然后巩固治疗 1～2 个月，均能治愈。如果急性肾炎已经转为慢性肾炎，也可以使用此方，一个疗程为 3～6 个月，治愈时间不等。慢性肾炎可以治愈，只是不太好治疗。所以，家长在日常生活中，要注意孩子的饮食、健康、卫生等方面的护理。

在食疗方面，我的推荐是：鲤鱼赤小豆汤。做法是：将鲤鱼处理干净，加入二两红豆，再加入葱、姜、大蒜、料酒等调料炖熟。红小豆的红色可以入心，可以补血，可以养心，鲤鱼的营养物质丰富，蛋白质含量较高。在熬粥时，我们还可加入适量的黄芪、芡实、薏仁米、银耳、山药等，最后加点糖，孩子比较愿意喝。芡实在南方俗称鸡头米，有收敛固精的功效，可以消除尿蛋白。薏仁米有祛湿、清热解毒的功效，急性肾炎多与皮肤感染有关，而薏仁米能治疗皮肤病、痤疮、湿疹、湿毒等。银耳可以润肺。山药可以健脾，炒着吃、蒸着吃、煮着吃、煲汤吃都行。

关于急性肾炎还有几点注意事项。第一，治疗急性肾炎期间，还应避免感冒。一般情况下，一个星期能消除尿蛋白，但是在没有完全康复期间，病患感冒后，急性肾炎容易复发，复发后治疗较困难。第二，饮食清淡，不吃高盐、高热量食物。尽量不吃巧克力、羊肉串、麻辣火锅，不去油炸快餐店就餐。辣椒吃多了容易上火，容易引起皮肤病、口舌疮、痤疮等皮肤破损，如果细菌感染，则可能渗透进血液里。第三，要防止磕碰。

小贴士：在治疗感冒方面，推荐大家使用玉屏风治疗。玉屏风有黄芪、白术、防风三味药，能预防、治疗感冒，还可扶助正气，减少感冒发烧的次数。如果健康的孩子接触了病源，也应预防，可以吃玉屏风半个月到一个月。

指甲里隐藏的健康密码

　　现在家庭生活条件好了，父母越来越关注孩子的健康状况，除了在医院进行定期健康检查外，是否有一些自检方法，能帮助家长了解孩子的健康状况？通过观测一个人的手指甲，就能判断一个人的健康，这是真的吗？指甲上月牙多、面积大就是健康的表现吗？下面，北京中医药大学教授、中国中医研究院硕士漆浩老师为我们答疑解惑。

指甲能反应肝肾的状况

　　对于女性来讲，看指甲可观测肝脏，对于男性来讲，看指甲可观测肾脏。所以说你有什么样的身体就会有什么样的指甲。

　　指甲分为甲板、甲床、甲襞、甲沟、甲根、甲上皮、甲下皮等部分。在诊察时，人们往往会忽略甲沟。其实，医生在观察甲床上下的同时，还要看甲沟，这样才能真正观测到人体健康状况。

观察指甲首先要注意甲床和指甲的关系，我们以为看的只是指甲，其实观察的是甲床下面的血肉情况。我们看甲床时，要注意指甲表面的粗糙程度，是否有条纹、凸起、凹陷，还要看甲床的颜色。

指甲诊疗四部曲

1. 应在自然光下观察指甲。我们可以通过观测指甲的形状和色泽，来判断一个人的健康状况。

2. 观察甲沟的状况。如果手部清洁做得不好，小小的污垢也会影响医生的判断。有些农民朋友，刚从地里干完活就来看门诊，医生让他洗手，就误以为医生嫌弃他不干净，这样的想法是错误的。因为刚干完活，污垢会掩盖甲沟，医生会观测不到指甲的真实情况。

3. 观察指甲的形状和颜色。有的病人指甲整个是白色的，病人首先可能有痰湿病症，其次有代谢疾病或白血病。有些慢性消耗病的后期，如肿瘤病人在放疗后，手指甲也会出现这种颜色。有的病人指甲是黄色的，病人首先可能有肝胆病或湿热症，从临床经验来看，病人还可能有慢性肝炎里的黄疸型肝炎或亚急性重型肝炎。有的人指甲盖发暗、发紫，表示其代谢能力差，一定有寒症或淤血症，如有心血管疾病或肺心病等。

4. 观察指甲的纹理。有些人指甲上有纵纹，说明代谢有问题。如果纵纹不是很明显，且分布均匀，说明最近津液有所亏损，身体脱水或营养状况比较差。如果指甲上的纵纹，有2~3条比较突出，代表身体出现的问题严重。正常人甲沟颜色深黑，而指甲发紫且纵纹明显的甲沟颜色紫黑。

一只手上有五个指甲，我们观察每个指甲的侧重点不同。从脏器上来讲，观察大拇指指甲，可知其呼吸系统和肺的状况；观察食指指甲，可知其脾胃；观察中指指甲，可知其心脏和小肠；观察无名指指甲，可知其肝胆；观察小指指甲，可知其肾脏。从系统上来讲，观察大拇指指甲，可知其呼吸系统；观察食指指甲，可知其消化系统；观察中指指甲，可知其循环系统；观察无名指指甲，可知其神经内分泌系统；观察小指指甲，可知其生殖系统。

中医中提到，爪为筋之余，所以正常指甲是舒展的。我们从指甲上判断人的身体状况，要综合考虑以上各个方面，有时自检是不够的，要用医生的医学知识和临床经验来判断，因为指甲上的一些状况，也可能是几种不同的病因造成的。

有些人的指甲上有小白点，一种可能是体内有寄生虫，如蛔虫、钩虫、蛲虫；另一种可能是存在代谢病，如尿毒症、肾炎、肝炎，尤其是小孩在得了肾炎后，指甲上会出现小白点。

指甲上的月牙

从甲床可以看全身状态，从月牙可观察肝肾状态。

从时间的角度来讲，看月牙可知人近期的肝肾情况，因为月牙会不断生长、更新。当然，也有10%的人天生没有月牙，或者只有大拇指有月牙。这与天生体质有关，在正常范围内，但也可能是肾脏代谢能力弱所致。

一般情况下人有6~8个月牙属正常。如果原来有月牙，但逐渐消失的，跟人的营养、精力、环境、疾病等因素有关。月牙消失时，有的人头发脱落厉害，眼袋变黑。

如果月牙突然增大，可能是代谢病的表现。如甲亢患者、发烧的病人，出现心肺功能、呼吸系统、循环系统等疾病，属于身体代偿性疾病，还会出现心跳增快，但这种情况不会持续很长时间，最后月牙可能会减小或消失。

小贴士：除文中提到的一些判断方法外，如果孩子的指甲出现干燥、波动性疼痛、发空的感觉，都可能是疾病的表现，家长要予以重视。

做母亲不允许失败的"创业"（上）

80后很多都是独生子女，现在陆陆续续都有了自己的孩子，开始了人生中一个新的阶段。所有的爸爸妈妈都很疼孩子，会全身心地去爱孩子，希望能让孩子得到一个健康良好的生长环境。作为80后父母，应该如何教育孩子呢？这是一个系统且非常复杂的过程。在这一过程中，妈妈的角色又至关重要。初为人母要如何理解妈妈这个角色呢？专门从事儿童心理发展研究的王凌轩博士将帮助我们解除这方面的困惑。

"妈妈"，这是多么亲切和朴实的词语。每个人都有母亲，是养育我们长大的最亲近的人，还需要去特别理解吗？其实，站在专业的角度来看待"妈妈"二字，我觉得母亲更像是一个职业，这样来形容妈妈这个角色比较形象。

那么，怎么理解"母亲是一个职业"这句话的呢？

第一，母亲这个职业不能下岗。第二，她需要不断地学习。

为什么需要不断学习呢？因为孩子总是在不断变化和飞速发展中的，这种变化和发展具有不确定性。如果母亲对孩子的了解停留在原地，不进行进一步的学习，她会对孩子出现的变化产生困惑和不适应，从而带来一些问题。母系的这种学习可以根据其心理发展过程来进行，这一心理发展过程可以分为以下几个阶段，这些阶段是与孩子的发展阶段相对应的。

第一个阶段：准备期

就是女性准备迎接小生命的时期，即怀孕的时候，是"准妈妈"阶段。

第二个阶段：适应期

孩子降生了，母亲开始适应宝宝。有时会产生我该怎么办的疑问。有的母亲可能会手足无措，有的可能会欣喜若狂，还有的母亲会患上产后忧郁症。这一阶段可能要从孩子出生持续到孩子2～3岁的时候。

第三个阶段：控制期

母亲已经适应了孩子的到来，找到做妈妈的感觉了，开始按照自己的方式管教孩子，而"教"这个词本身就带有控制的意味。这个阶段的孩子是单纯干净的，所有的理念、想法、动作、情绪都是外界给予的。母亲的控制分两种：一种控制是较强势的控制，一种控制是共同成长式的。孩子如果遇到强势控制很可能会情绪反弹，而如果母亲是采取一种共同成长式的控制，对于孩子的成长则是较为有利的。这个阶段一般会从孩子2～3岁持续到12岁左右。

第四个阶段：剥离期

为什么把12岁当成一个分界点呢？如果你身边有孩子，你可以注意一下和他们之间的交流方式。12岁之前，你问他们："你是个好孩子吗？"他们会这样回答："我是个好孩子。"如果你继续问他："为什么？"他会回答："因为我妈妈说我是个好孩子，老师说我是个好孩子，门口的张大爷也说我是个好孩子，所以我是好孩子！"通过这样的交流不难发现，这个阶段的孩子还没有建立起自己的评价体系，他是依托别人的评价来看待自己的。

可是过了12岁（或者上下浮动几年），孩子就开始思考：为什么你说我好？我怎么好了？我好在哪儿了？你为什么说这件事我不能做？也就是说这时孩子的思维模式开始转型，不再盲目地吸收和接受，他开始了自己的思考，开始有自己的想法。这个阶段叫做剥离期。

剥离不是脱离，脱离是一个自然的过程，而剥离是被动的，这里面被动的角色就是母亲。因为母亲从孩子出生到教育他、喂养他、控制他，到孩子有了自己的想法，需要独立思考问题了，母亲对孩子的控制力就会越来越弱，她其实是被孩子剥离的一个角色和状态。

第五个阶段：平衡期

这个时期可能是所有父母最困惑的一个时期，因为这个阶段就是我们经常说的叛逆期、青春期。这个时期的孩子可能会出现很多问题，让家长不知该如何应对。比如早恋、上网成瘾、结交不良朋友等。这些矛盾和问题的根源在于孩子要自己发展，而母亲要控制孩子。

通过对这几个阶段的划分，母亲或者家长能更清晰地体会到自己的心理发展状态。那么在各个时期母亲应该怎样做才能做好这份职业呢？

从第一个阶段准备期开始说起。准备期当中准妈妈的心理上有一些什么样的特点呢？准备期母亲基本上不管孩子的事，孩子是自由成长的。这个时期心理变化最大的就是母亲，这个变化有可控的和不可控的。可控的是我吃什么、喝什么、怎么做，不可控的是她内分泌的这一部分，比如上面提到的产后抑郁就跟这个有关系。有的时候大家会觉得有的女性在怀孕期或者刚生完孩子时很不可理喻，因为她会莫名其妙地发脾气，为什么会出现这种情况呢？

第一，先从荷尔蒙说起。女性从怀孕到生产前，其荷尔蒙会呈高速增长的趋势，大概能达到正常人的 15 倍。而一生下孩子，其荷尔蒙会在 2～3 天内降到正常值，如此大的落差会让她不自觉地感到不舒服，但又不知道哪儿不舒服。这个影响是周身的，新妈妈们会很困惑、很难受，从而产生我是否能养活他，他生下来我该怎么办等困惑。出现这样的情况往往是因为她不了解这几个时期，没有做充足的功课，就像我们上学没有预习一样，完全不知道老师在讲什么。

比如老人都说怀孕的时候要多吃水果，这样生出来的孩子皮肤白。这样的说法有没有科学依据，对不对呢？其实，水果要吃，但要适量。不光水果如此，其他饮食也是如此。

我举个例子，北京某三甲级医院曾经接生了一个 13 斤左右的孩子。原来老人都说孩子越大越好，大胖小子多好啊！但是这 13 斤的孩子一出生就存在很多问题：孩子三项指标全部都高，高血压、高血脂、高血糖。孩子的妈妈也是一样的情况。因此在饮食上，准妈妈们对各种饮食的进补都要适量，千万不要说要么不吃，要么多吃。要当奶奶的也不能有这样的想法：这是要给我小孙子吃，使劲吃，怎么吃都行！

现在的医院对于孕妇的饮食和体重控制都有标准，会告诉你每天的摄入量是多少、主食吃多少等，这些标准很细而且是科学的。如果身体各种营养素都很均衡，孕妇只要保持正常进食即可。小宝宝的出生体重在5～7斤内是最合适的，再重的话可能就需要剖宫产了，而剖宫产对孩子是有不好的影响的。因为自然分娩的孩子经过产道的挤压，其肺活量和其他各项机能要比剖宫产出来的孩子好一些，也就是说他的生存能力更强。很多妈妈选择剖宫产，是因为不了解这样做对孩子会不会有影响。在这里，我给准妈妈们一个肯定的答案：剖宫产给母体和孩子带来的后遗症比顺产多得多。

在准备期，家庭中还会产生很多矛盾，准妈妈们要怎么处理呢？比如现在有很多年轻时尚的准妈妈，她们都接受过高等教育，也接受了很多新鲜的或者来自国外的各种育儿经验，这些理念必然会跟老人的一些传统理念发生冲突：老人在这个时候通常都是很急切很积极地想照顾孙子或者外孙子，因此在孕妇的饮食营养问题上，两代人之间的代沟就体现出来了。准妈妈们想按照科学的方法做，但是老人却不同意。不听他们的会说你不孝顺，听他们的又对母体和孩子都不好。

在上面的例子中有两个问题点：第一个问题点就是关于孩子的喂养或者是母体怀孕期间的饮食。在这个问题上，老人有老人的想法，年轻人有年轻人的想法。第二个问题点是如何解决。这两个问题我都讲，第一我先讲怎么解决。其实解决的方法很简单，不要自己解决，要寻求第三方的帮助，比如医院。这个时候不要太相信你的老公，因为老公的心情可能跟他的母亲是一样的。最好请婆婆或者妈妈去医院听讲，医院一般都会为孕妇安排孕妇课堂，孕妇课堂是有规定的，要求家人参加。这个时候，让老人陪着去，听专家讲课，老人就会明白，原来是这样的，老理念需要更新啦！千万不要直接跟老人发生争吵，因为争吵于事无补。

怀孕期间准妈妈的心情很重要。只有心情好，只有非常幸福地享受着怀孕的过程，你肚子里的小宝宝才会更幸福。要在怀孕的时候去爱你的宝宝，爱你肚子里的小生命，渴望他的到来，想象他的模样，这样会让你整个孕期都觉得很幸福。但是周边的很多事会影响准妈妈们的心情，比如冲突、烦恼或者身体上的不舒服等。这个时候就要靠一些感性的东西，比如说音乐、轻松愉快的书籍等来调剂一下心情。

学习是一个过程，准妈妈们要把孕期的时间安排好。在初孕的时候休息休息看看书，在前三个月到后三个月之间，身体比较方便的时候多去户外活动，多跟朋友聚一聚，喝喝水、聊聊天，不要喝茶，不要去 KTV，不要去那种很嘈杂的地方，也不要把自己当成高危人群中的一员，但是也不要太不把怀孕当回事儿。如果医生说你的体质没问题，那你就放心地去做日常生活需要涉及的事；如果说确实有问题，准妈妈还是要注意。

整个过程如果在爱的包围下，在书和音乐的陪伴下，我相信准妈妈的孕期会更幸福。

到孩子降生的时候，就打开了适应期的新篇章。母亲会看到自己十月怀胎的成果，有各种各样的新奇，有各种各样让新妈妈激动的事情，但是随之而来的问题会很多。

这个时期的孩子还不会说话，只有动作。新妈妈如何观察他的动作，去了解这个时期的孩子？应该在哪些方面给予小宝宝一些安全感？孩子刚出生时，有时候你会看到他有抽搐的动作，即他的双手是紧握的，脚也是蜷着的，然后有的时候他的动作会让你觉得很机械，突然弹一下，这是什么原因呢？我们可以这样想：他在出生之前是在哪里？在一个"游泳池"里。妈妈的子宫就是一个小房子，这个小房子虽然小，但是很安全，里面有羊水、有营养，什么时候摸都会有东西，是很稳定的。小宝宝出生后突然脱离了那个恒常的阶段，他再摸想摸的时候没有东西了，就会恐慌、不适应、难过，这就是不安全感产生的基因基础。因此专家学者建议家长多抚摸孩子，及时给予他爱抚，跟他讲话，用柔和的语调去跟他交流，这个过程会让小宝宝觉得很安全。

孩子也会有很多共性，比如说孩子哭，通常要么就是想吃，要么就是想尿，他表达的愿望无非就这几种。但是随着他的成长，孩子之间的差异性会越来越大，每个个体都有了自己的个性。

小宝宝刚出生时，他的视、听觉都在基础发育的阶段，他可能感受不到五光十色的世界，但是他能看到三原色，能感受到强弱光。如果新妈妈们经过了科学的学习之后，会懂得在适当的时间，在屋子黑的时候，反复开、关强光弱光（灯不要太亮，柔和一些），对宝宝的瞳孔进行收缩的刺激训练。所以新妈妈要不断学习，按照科学的规律喂养孩子，而不是想当然。

那么在适应期新妈妈最有可能遇到的问题是什么呢？孩子刚生下来，出于母亲的本能，新妈妈们都想对自己的宝宝表达自己的爱：喜欢抱着孩子，因为她觉得抱孩子是对宝宝爱的表示；她还喜欢给宝宝唱儿歌。然而新妈妈们忽略了一个问题：她已经给孩子养成了这个习惯，就是孩子已经觉得被抱着舒服，这个感觉很好。结果到了孩子一岁、一岁半、两岁的时候，越来越重了，妈妈觉得抱不动了，而且认为宝宝该自己睡了，于是就不抱孩子了。但这时候孩子不干了，不抱就哭，一抱就好。这个时候，母样会觉得孩子粘人、不乖、不独立，其实她忽略了，正是她给孩子养成了这样的习惯，最后她要放弃，又要孩子去适应。

我举上面的例子并不是说妈妈们就不要抱孩子了，抱还是要抱的，哄也是要哄的，但是妈妈们要理解，当你不再总是抱他哄他时孩子的不适应，这种不适应的产生是因为你而起的，这样你接受起来就会平和一些。妈妈们要知道，孩子的每一个行为习惯都跟妈妈的教养方式有关。

再举一个例子，奖励和不吃饭之间的关系。孩子不想吃饭，但喜欢吃糖。于是妈妈说："把饭吃了妈妈给你吃糖。"如果妈妈们总是以这种方式来教养孩子，孩子长大以后会怎么样呢？可能会出现这样的情况：本来是他应该做的事，比如说应该去扶一下老人，或者是应该随手将垃圾捡起扔进垃圾桶，但他都会先要奖励。有句老话叫做三岁看老，说明适应期，也就是三岁之内，孩子良好行为习惯的养成是多么重要。错过了这个时期，以后就很难去纠正他了，到那个时候再打、再骂，效果都不会太明显，而且可能使他更叛逆。所以在适应期，母亲对孩子的爱要适度，严格也要适度，也就是既要给他糖吃，又要在他犯错时适当地施以小惩。

现在，很多都市女性同时都是职业女性，没有时间母乳喂养或不愿意母乳喂养孩子。虽说进口奶粉营养元素很全面，将一个孩子养大成人没问题，但母乳喂养是母子情感的维系，能使孩子获得安全感和慰藉，这是进口奶粉不能代替的。还有很多新妈妈会说，家中的经济条件不允许她做职业妈妈。其实，陪孩子成长并不意味着非要做全职妈妈不可，只要你下班回到家里能多跟自己的孩子交流，每天陪他玩一会儿，给他讲个故事，让孩子感受到父母亲对他的爱就可以了。这样的孩子比起与父母交流少的孩子可能会更独立、更自信。

从怀孕到适应期，新妈妈们要记住一个原则：只要你跟你的爱人之间有爱，一切可能都会因为彼此的爱而变得不一样。不要以为这句话很虚。如果爸爸真的爱着为他怀孕的妈妈，而且妈妈能感受到爸爸的爱，哪怕爸爸不经常陪她，她也能感觉到孩子的爸爸是真的爱着这个孩子，爱着这个家。婚姻也好，生育也好，都需要用爱来支撑和维系，用爱来包容。有了爱，孩子才能健康快乐地成长。

以上主要是讲了五个时期的前两个时期，之后孩子逐渐长大了，开始学习事物并且越来越难管了，妈妈们又该怎么做呢？这些问题将在下一篇文章中得到解答。

小贴士：母亲心理发展过程的五个阶段：准备期、适应期、控制期、剥离期和平衡期。

不管在哪个时期，妈妈们都要不断地学习，与孩子共同成长。

做母亲不允许失败"创业"（下）

　　想做好妈妈这个角色或者妈妈这个职业，真正教育好自己的子女，是需要非常科学的心态的。妈妈这个角色的心理发展过程可以划分成五个时期：准备期、适应期、控制期、剥离期和平衡期。专门从事儿童心理发展研究的王凌轩博士已经为大家讲了前两个阶段，接下来王博士将为大家讲剩下的三个时期。

　　妈妈的心理发展过程分为准备期、适应期、控制期、剥离期和平衡期五个阶段。在孩子度过了适应期之后，就进入了第三个时期，就是非常重要的控制期。

　　控制期这个词很有力量。为什么一千个家庭养育出来的孩子一千个样子？因为每个家庭教育孩子的方式不同。家长教育自己的孩子，一般是按照自己的知识体系、管理模式、社会经验和价值观进行的。而这就存在一个问题，就是不对等性。比如，你所谓的对等是不是别人都认为的对等？你所谓的应该是不是大家认为的应该？你所认为的必须是不是社会认为的必须？

首先，我们没有必要去统一以上的那些概念，但是我希望家长感受的是，如果你认为孩子在4~12岁这段时期有些难管，不太听话，作为家长首先要想的是自己在用什么样的心态教育孩子。在我接触的家长里面，有为数不少的妈妈最常做下面两件事。

一个是阻止：

不要！

不要碰！

不要摸！

不要打他！

不要抓！

不要动！

另外一个是替代：

别动，我来！

妈妈给你来。

妈妈给你做这个。

妈妈喂你。

妈妈帮你拿。

让姥姥帮你拿。

让奶奶给你捡过来！

这两件事情，一件体现了父母的严厉和权威，一件表达了父母的关爱，有严厉有关爱，按理说挺好的。但是，经常这样做的父母应该注意，这样做是不合适的，对孩子都没有起到正面引导的效果，反而是有负面影响的。

有的家长可能会说，孩子要去摸热水壶，我能不阻止吗？他去摸电门，我能让他摸吗？希望家长们凡事不要往偏激里想，我想表达的意思是，当你所说的不要可能是你看到地上比较脏，不想让孩子碰的时候，可以管住自己的控制欲，不要一味地阻止。我希望家长可以陪他碰或是陪他一起去经历，然后告诉他，为什么妈妈不让碰，或者让他自己说出来，碰了以后是什么结果。当他自己意识到不能碰，目的也就达到了，强硬地去阻止是不可取的。

强硬地阻止带来的一个后果就是孩子很不理解为什么妈妈要这样做，他会觉得妈妈是个坏人，为什么不让我这样做？我那样做怎么了？他没有吃到苦头就觉得没什么，只有自己撞了南墙才知道回头。长此以往，孩子可能会比较胆怯。面对这样的孩子，有的妈妈又会说，我们家儿子最讨厌的地方就是胆小，不敢跟生人说话，真拿他没辙！可是这样的妈妈忽略了一点，孩子之所以养成这样的性格，就是因为在控制期你的行为和语言阻碍了孩子很多尝试性的感受，让孩子畏首畏尾、缺乏自信。

第二是替代。帮孩子做一些事对吗？对！因为宝宝很小，有些事他确实做不了。但我还是强调：有些事情孩子做不了，要让他知道，同时让他抱着一个平和的心态。如果可以，妈妈要学会看他去做，哪怕你知道结果是坏的，哪怕你知道孩子这样下去那个玩具就散了，没关系！就让他去做！孩子做完妈妈要鼓励他自己总结、思考，知道原来这样做方法不对，原来这件事情不能这样做，让宝宝自己去摸索，妈妈在旁边辅助和引导。

妈妈的阻止和替代，会使孩子形成人格上的缺陷，即胆怯，不想面对事实，遇到困难就退缩。比如看到题很难就不做了，发现这件事情很难做就放弃了等。妈妈们如果知道她们的言行会如何影响孩子的成长，就能更加规范自己科学喂养的行为。妈妈们要去想，当你有某些冲动的时候，比如看到孩子那样做被勒得很难受，就想帮帮他时，你不要忽略，你现在帮他这一下，会对他的以后造成什么样的影响。摸清这之间的关系了，心里也就释然了。虽然可能会难受一些，但是你知道，孩子真棒，他在自己成长。看到孩子一步一步地成长，你会感到前所未有的满足感和成就感。

有的时候，妈妈要稍微把心狠下来一点，让孩子自己体验成长的过程。这比一开始给他一个甜枣，然后发现他不乖的时候又照着宝宝的屁股一顿暴打效果要好得多。不要让孩子觉得妈妈爱我的时候，莫名其妙，抱着我不撒手，拼命亲；而打我的时候，又好像我不是你儿子一样，打得要多狠有多狠，这会让孩子很苦恼，不知所措。

还有一点希望父母们注意，就是现在很多男孩子长大成人之后会比较胆小，或者说会比较"柔"，缺乏男孩子的阳刚气，这是为什么呢？我认为其中一个原因是跟父母在孩子小时候对他的教育或保护有关。实行计划生育以来，一个家庭只能生育一个孩子，可能爸爸喜欢儿子，妈妈喜欢女儿，结果生的是个儿子，怎么办？把儿子当闺女养，两全其美。其实这样做对孩子的心理成长是很不好的。

现在我国的社会氛围、教育体系和思维方式，在西方人那里有一种叫法，叫女孩培养体系。就是他们认为女孩子的思维方式比较条理、比较规矩，而他们对男孩子的培养则着重思维的发散。就是说在控制期有一个教和学的过程，我所强调的就是应该教什么，应该用什么样的原理去教？其实很简单，父母只要秉承着要孩子自己去做的理念就行。当然，电门、开水就别让他去摸了，这个亏可吃不起。在安全的范围内让孩子吃点小亏，犯点小错，让他从中吸取教训。

到了剥离期，对妈妈来讲很痛苦，对孩子来讲也很痛苦。这个时期的孩子会觉得自己和父母真的有代沟，无法沟通了。这个时期问题一箩筐，怎么办？

这个时期从孩子的视角来看、来感受，问题可能更容易解决一些。因为家长们会认为自己没有变，一直这样，是孩子变了。因此我们就来说说孩子的变化。人是有需求的，比如到了这个时期，在孩子身上最常见的几件事是早恋、网瘾、结交社会不良人员、打架斗殴等。所有这些问题的根源就是因为人是有需求的一种动物。

孩子为什么要早恋？因为在早恋的对象那里，他觉得他就是唯一，是天使，是王子，会得到全面的认可。而在家里，这一点是做不到的。再说孩子为什么会有网瘾？因为在网上游戏的虚拟世界里，他可以驰骋杀戮，他是主宰者，是最厉害的，什么都得听他的，他的控制欲得到了满足。这两种感觉往往在家庭中是得不到的。

这些问题要如何解决呢？治疗网瘾就要把电脑给他拆了吗？把孩子锁家里吗？要解决根源问题，还是要父母多一些对孩子的陪伴和了解。这种陪伴可不是孩子在屋里看书、我在外面看肥皂剧这么简单，而是有效的陪伴。做妈妈的需要去学习和了解孩子在十二岁的时候是什么样的心理状况，他会有哪些需求。当然有的是不可替代的，比如说你不能替代他心目中那个女同学对他的吸引，但是你完全可以引导他们正常交往，接纳她，请她来家里做客。

其实，只要愿意，你会发现成年人要想揣摩点小孩子的心思是很容易的。当你发现自己的儿子好像对某个女同学很好，很关注，你就可以大方地邀请女同学来家里学习、吃饭，开家长会的时候，可以刻意地跟那个女同学的妈妈沟通沟通，一块在家里做做饭，研究研究孩子的学习。孩子得到了你充分的信任，反而会去戒掉网瘾，并且终止早恋行为，因为他的需求从家中得到了满足。

之所以出现网瘾和早恋的问题，是因为他有缺失，人有缺失就有补偿心理，就要从别的地方去寻求补偿。在剥离期的孩子，建立自己的评价和认知体系，逐渐形成自己的价值观，比如有的时候他会质疑老师讲的对还是不对，他会去查资料，查完资料如果发现老师讲得不对，跟老师一沟通，老师说确实是讲错了，你说的是正确的，他就会觉得很有成就感。所以在这个时期，妈妈们一定要鼓励孩子去琢磨、去研究，在安全的范围内陪着他、观察他，鼓励他去做，哪怕是错的也不要紧。其实有的时候错误和失败比正确和成功还重要，错误和失败带给孩子的东西比成功、比一帆风顺要宝贵得多，或者说痛苦会带给人历练，激发人去思考、去调整，积累责任感。

如果孩子单独负责一件事情，结果没做成功，他会主动承担起相应的责任。如果母亲在孩子做某件事情的过程当中过多地干预，在事情失败后孩子会说："你看吧，你非让我这样做，结果弄成这样了，妈妈你处理吧，我不管了。"孩子会为失败找借口，推脱责任。

与孩子的沟通是一门艺术，也需要技巧。在我国，一百对父母和子女中，能够顺畅交流的，就是能像朋友一样交流的，大概只有10%～20%；交流情况不好不坏的，也就是中间水平的有20%～30%；非良性的交流甚至是糟糕的交流占了很大一部分。

现在不少电视节目专门探讨一些社会现象，包括一些教育类的节目，不少题材涉及父母与孩子之间的矛盾。很多问题的确很难解决，孩子的想法和父母的想法相差太多，父母觉得无奈，孩子还觉得委屈，认为得不到父母的理解。

尽管父母知道现在和他们那个年代不一样了，但是又不能眼看着孩子掉进早恋的圈子，耽误学习。面对早恋和网瘾的问题，有的父母会感到特别无力且抵触。这里解释一种现象，就是人为什么会对他看到的某些现象或经历的某种事情产生恐惧。原因就是他没经历过，对其不了解、不懂。有的父母不了解网络，所以他认为上网猛于虎。很多父母不了解孩子早恋的心理需求和状态，因此将其视为洪水猛兽。其实这种"不懂"很要命。

实际上，不仅是恐惧源自无知，成就感也源于不懂。比如说我在航天院有一个同学，作火箭研究，在他看来这个工作跟上学没什么区别，就是算题，没有什么了不起的。但他的爸爸妈妈就不这样想了，他们觉得儿子是研究火箭的，太了不起了！这就是说当某件事已经超出了爸爸妈妈的思维方式的时候，就会产生非常强烈的幸福感。

可见，莫名的恐惧和成就感一样，源自于我们对某些事物缺乏了解。因此，对于家长来说，如果孩子做的事其实没有太多的危险或者违反法律法规，家长就应该鼓励他去尝试。并不是只有当公务员、上大学、考硕士、考博士是唯一的出路。家长应该宽容一点，孩子的一生也很短暂，为什么不让他去感受和经历他热爱并追求的东西呢？

当然，这个观点不是所有人都能接受的，这只是我个人的看法，我觉得这样会轻松很多。如果你实在没有办法了，至少这是方式之一，比彻底闹僵或者导致关系的彻底分崩离析或撕裂要好多了。

妈妈心理发展过程的五个时期为什么从胎儿讲起，就是希望准妈妈们或希望要孩子的妈妈们从源头开始把握，把可能存在的问题一点一点地梳理清楚，再去实施养育孩子的过程。原来很多爸爸妈妈是走一步看一步，摸着石头过河，对科学的养育没概念，前期没有做好准备，等到了问题集中出现的时期，再解决起来就比较困难了，矛盾激化的甚至会导致孩子离家出走。如何教养孩子的学习从任何时候开始都不晚。

在剥离期，妈妈们的心态也非常重要。她们可能会很难受，觉得把孩子养这么大，孩子却这样对我，太心寒了。其实，有时候孩子说的话的本意是不能通过其话语的字面意义去理解的，因此妈妈们应该更平和一些。我曾经问过一些在与孩子的交流上有困惑的母亲这样一个问题："你觉得你的孩子在你眼里是什么样的一个角色？"很多妈妈会不假思索地回答："儿子！"如果再问她："还有吗？"她们会回答："那还有什么？不就是我儿子嘛！"可让她们再想想，她们会说："是个孩子，小学生。"

通过上面的小对话我想告诉大家的是，在面对自己的孩子的时候，你首先要清楚地知道他是一个人，是一个独立的个体，跟你一样，是享有平等权利的公民。只是在他未成年的时候需要你的监护和教养以及一些生活方面的支持。当你把他当做一个独立的个体来看的时候，有些话可能也就不说了，有些举动可能也就不做了，而是换一种方式去尊重他，跟他平等地交流。所以这是问题的一个关键，就是说作为父母，你到底把孩子当什么？如果把他们当孩子的话，父母觉得我当然可以打他；如果把他们当成和父母一样平等的人，父母在对待孩子的问题上就会理性很多。所以父母们一定要调整心态：孩子是个体，他是个人，有自己的发展方式和思维方式，作为父母首先要尊重他，然后用我们的经验去帮助他规避一些危险，朝着正确的方向去引导他，多培养他的一些兴趣。

剥离期的平稳度过会为平衡期打下一个良好的基础。到了平衡期，母亲已经四五十岁了，不管身体状态还是工作都开始往下走了，而且经历了人生那么多风雨，她的脾气、性格已经打磨得非常柔和了。而这个时候孩子也已经成人了，妈妈的很多想法和做法已经定型了，她的很多担心也消除了，觉得关于孩子的所有的事情也还好，可以接受。不管孩子是清洁工还是科学家，做母亲的都是接受的。

之所以要最后说平衡期，因为这几个时期是根据母亲的心理状态去区分的。如果说一个妈妈能在准备期的时候就拥有平衡期的心态，可能她这一路走来都会很顺利，虽然也有可能会少了一些精彩的片断、激情的过往。但是不管怎么样，这都是人的经历，都是人的一生，每一点每一滴，好的坏的，幸福的快乐的痛苦的，都是你的回忆，你的素材，都是你老了以后的一笔财富。到了平衡期，妈妈们有一些东西是自己想开了，有一些东西可能是有点无奈了：就这么着吧，反正他已经长大成人了，我也没法把他回炉了，就顺其自然吧！这个时期唯一的想法就是孩子能常回家来看看，就满足了。

我在这里再举个例子。我最好的一个朋友有一个女儿，上四年级。跟别的家长不同，她什么班都不给自己的女儿报。有时候她自己也在反思，究竟什么班都不给孩子报对她的成长好还是不好。这个时候就一定要有自己准确的判断力了，不要因为别人都报了我就一定要报，而是要思考究竟什么是适合孩子的。否则就变成：我也不知道为什么，反正我就觉得这样对他好，实际上孩子也不愿意，我也不清楚所以然。要是这样就糟糕了。

妈妈作为孩子终生的老师，要做好准备：你是"扛旗人"，你的指导思想会影响孩子的行为。你要把孩子从出生到长大成人的过程当作一个非常庞大的工程，需要各方的力量和所有的爱去完成这项工程。而这项工程的顺利"竣工"需要妈妈们不断地学习，提高自身的"业务水平"，这种学习和提高本身也是一种幸福。

> 小贴士：母亲心理发展过程的五个阶段：准备期、适应期、控制期、剥离期和平衡期。无论哪个时期都需要妈妈们不断地学习，提高自身的"业务水平"，在学习和提高中感受做妈妈的幸福和快乐。

妈妈的爱，要张弛有度

当一位女性成为母亲之后，就迎来了人生当中最幸福的阶段。每位女性都想做好妈妈这个角色，全心全意地爱自己的孩子，希望孩子能够在关爱中健康幸福地成长。但是新妈妈们有没有想过到底应该怎么去爱自己的宝宝呢？仅仅是爱他就可以了吗？爱是不是也要讲科学呢？专门从事儿童心理发展研究的王凌轩博士将为新妈妈们讲解究竟应该如何爱孩子才能做到最有效的爱，而不是让孩子在爱当中受到伤害。

爱本身是一件好事，谁也不会去否定爱。但是如果爱的不当，就要出问题了。

爱存在于我们身边的任何一个角落，在讲爱之前，我要先讲一下需求。当你需求某样东西而且又得到了的时候，你会觉得非常舒服，因为你正好需要它；但如果是你不需要的东西，别人强加于你，对于给你东西的那个人来说可能觉得是爱，但是接受方却觉得是压力，因为他不需要。这种情况在我们身边经常出现，包括情侣或者朋友之间的相处，也包括父母和孩子之间的相处。

爱也存在供需关系，妈妈们要去思考，你给予孩子的爱是孩子需要的吗？您对孩子的爱会给他带来什么？经过这样的思考，可能更有利于我们去分辨在爱孩子的过程中，哪些行为是合适的，哪些则需要纠正。

母亲对孩子的爱是本能的，但仅仅依靠本能是不够的，如果不分析该怎么爱，只是凭自己的意愿想怎么爱就怎么爱，其结果就太不可控了，也可能好，也可能很糟糕。如果你爱的这个人正好需要你给他的爱，那就没问题；但是如果你要爱的这个人并不需要你的爱，甚至是抗拒，结果就糟糕了。

下面跟大家分享几个例子。第一个就是妈妈在爱孩子的时候的行为表现。这些行为表现可能有：

宝宝你多吃点！

宝宝，妈妈抱啊！

宝宝，妈妈给你唱首儿歌啊！

宝宝，妈妈给你讲个故事啊！

以至于孩子形成了这样的需求，他觉得这样很舒服，很享受这个过程。等孩子稍微长大一点，妈妈觉得孩子不需要这种爱的行为表现或者说她觉得疲惫，想停止这一系列的行为表现了，就需要和孩子沟通。如果沟通理解不畅通的话，孩子会觉得妈妈停止这样的行为是因为妈妈不爱我了，他就会觉得别扭、不适应，会抗争，会哭闹，会莫名其妙地发脾气，通过各种方式表达他的不满。

所以当妈妈选择了一种方式去爱你的孩子，我希望这种方式是可持续的，是可以坚持的。当妈妈和孩子达成共识，觉得可以取消或停止这种方式了，或者妈妈把话说在前面，明明白白告诉孩子：当你什么什么的时候，妈妈就可以慢慢地不哄你了。不要让孩子根深蒂固地认为，妈妈就应该抱着我睡觉，就应该给我洗澡，妈妈不给我洗澡，我是绝对不会自己洗的！

当妈妈打算让孩子独立的时候，一开始孩子会拒绝，不愿意。因为他知道，如果按照妈妈的意愿做了，以后就再也不会有妈妈给洗澡的日子了。所以他会哭闹，闹到妈妈给他洗澡为止，而闹往往很管用。比如有很多宝宝喜欢爸爸妈妈在睡前给讲故事或者给洗澡，如果换成奶奶，宝宝就不干了，必须得爸爸妈妈才行。所以妈妈要把话说在前面，让孩子意识到妈妈不会总是这样照顾我的。

但是宝宝在婴幼儿阶段，尤其是婴儿阶段，都不会说话，妈妈的话他也理解不了，跟他说什么等他再长大一点妈妈就不会再抱你了，或者不会给你洗澡了，宝宝也听不懂。那当妈妈的应该怎么做呢？其实宝宝在很小的时候是没概念的，也养不成习惯，习惯是需要比较长的时间去养成的。所以新妈妈在初期可以不用去顾虑，比如坐月子的那段时间妈妈怎么爱孩子都可以。但当孩子开始产生意识，能跟妈妈互动的时候，妈妈就要注意了，可能某个行为他会记住，会留下记忆，会产生他的想法。到这个时候，妈妈就要逐渐减少某些爱的行为表现，比如原来一天抱孩子十次，可以慢慢减少到一天八次、七次、六次以至一次，让孩子有一个适应的过程，不要突然就停止某项行为，让孩子感到无措和恐慌。

所以妈妈一定要注意，爱孩子是没错的，但是爱的行为和方式会对他以后生活习惯的养成产生影响，这种习惯如果是不可持续的，就会给他带来伤害。每个人爱别人的方式，不管是爱父母、爱子女，还是爱我们的另一半，都可能存在一些先入为主的思想，比如我认为我怎么样是爱你，什么叫孝顺或者什么叫疼爱，都有自己的想法和方式，但问题是对方并不见得这么想。所以自私如果成为爱当中的主导，这种爱就未必是别人需要的。

作为爱的施予者，母亲一定要分析和揣摩。因为对孩子的爱跟对成年人的爱不一样，成年人会对给予他的爱作出反馈，从而可以让爱的给予者及时作出调整。而孩子只有接受，是被动的。因此妈妈一定要去揣摩和分析，自己对孩子的某些举动对他有没有好处，从自己的需求转移到孩子可能会怎么想，孩子怎么认为。这么做可能会花一些精力，但绝对是有意义的，是值得的。

有一些妈妈年龄比较年轻，自己也还只是个女孩子，因此情绪也不是特别稳定，在教育孩子的问题上很有可能会情绪化，很难做到持续性。可能她今天觉得给孩子一块糖是爱孩子，明天又觉得给孩子一瓶水是爱孩子，让孩子感到无所适从。所以妈妈们需要了解的就是，原来认为爱孩子的方式没问题，是因为不知道后果。人是可以权衡选择的，当你知道做一件事情的后果了，就要权衡一下还要不要这样做。如果选择做，就必须准备迎接或承受那个后果。如果你知道往前迈一步是平地，你完全可以迈一步；如果你知道往前迈一步是悬崖，你就要考虑考虑，是不是还要迈这一步。

当然，教育孩子没有这么严重，但也是非常严肃和重要的，这关系到孩子一生的发展和幸福。所以妈妈就要把自己的需求转化成孩子的需求，以孩子的需求为己任、为核心，先研究分析透孩子的需求，再考虑我们可以怎么做。这样一来，做妈妈的就有方向了。

而对于孩子的需求，不是说所有需求都要满足他，妈妈要对孩子的需求进行分析。当孩子有了意识、语言和自己的表达方式后，妈妈应该怎么跟孩子交流呢？孩子的说话和讲话模式是有习得性的，就是通过学习和观察自己身边的家人和最亲近的教养人来获得沟通模式和说话的方法。在习得期，孩子对词的理解还没有那么深刻，比如说孩子可能突然会冒出来一句："我爸爸死了!"大人听了吓一跳，其实，他说的死了不是我们所理解的死了，他只是想表达我爸爸不在了，出去了。他想表达的意思片断一般都是从大人的语言中获取或者从电视发出的声音中获取的，有的时候这种表达并不准确。

再比如，孩子拿了别的孩子的东西，大人就给这个事件定义为"偷"，其实孩子对这些行为是无意识的。大人认为孩子所谓的撒谎也好，偷东西也好，其实大部分只是孩子在表达自己的情绪。所以在初期，妈妈给予孩子这么多爱的时候，要合理地分辨孩子哪些表达跟自己想象中是一样的，哪些是不一样的。在孩子心里是没有应该不应该或者可以不可以之分的，是需要妈妈帮助孩子建立的。

教养孩子是一个很累的活，很辛苦，需要耐心。但有的妈妈还很年轻，当她没有那么大的耐心的时候，会经常性地选择一个方式——奖励。奖励不等同于鼓励，奖励更多的是靠奖赏和给予去刺激对方，物质性更强一些，而鼓励虽然也有物质奖赏，但是它更多涉及精神层面。

奖励是一种机制，一开始孩子是没有奖励的概念的，他不知道要东西，也没有这个想法，是家长一步一步地灌输给他这种观念。现在很多家长有这样的意识，想让孩子早些知道劳动和得到是有关系的，这是件好事。但是获得的方式和获得的东西有很多，如果从一开始就跟孩子说，他好好学习或者看一本书就奖励他一样东西，家长会发现一个问题，一旦停止奖励，孩子就失去了做事情的动力。其实好好学习和看书是很平常的事情，是孩子本身就应该做的事情，奖励应该在什么时候用呢？就是当一件事情不在他应做的范围之内或者做起来困难很大，需要超常的耐力去完成的时候，家长可以给予奖励。将日常生活中的点点滴滴都跟奖励挂钩，会给孩子带来很不好的影响，他会认为他做的所有事情都是为了家长，为了奖励。

"你为什么学习啊？"

"为我妈，我妈喜欢我得一百分！"

出现这样的情况就糟糕了，因为孩子完全不能把他日常的行为跟自己挂钩，他认为他做的一切都跟自己没关系。

我比较推崇的家庭教养模式是各做各的，怎么理解？就是先跟孩子确定爸爸的角色。爸爸是一个家庭的男主人，他肩负着社会的责任和家庭的责任，还肩负着教育孩子的责任。他要去工作，在单位是一名职工，要干好他的本职工作，这些都是他这个角色应该做的。那妈妈呢？妈妈是孩子的母亲，是爸爸的妻子，她要照顾爸爸，照顾孩子，还要做好自己的本职工作，而这些也是妈妈应该做的。那么孩子呢？孩子是父母的宝贝，应该心疼父母，尊重姥姥、姥爷、爷爷、奶奶，应该好好学习，按时去上幼儿园或者上学，这些都是作为孩子应该做的，不存在奖不奖励的问题。

但是当孩子做得好的时候，妈妈可以鼓励孩子，拥抱他、亲亲他，或者带孩子一起出去逛逛公园。在这里，所有的鼓励行为最好是集体行为，是互动的感情交流行为，这种家庭式的互动情感交流模式会对孩子产生积极的影响，比单纯的物质奖励效果要好得多。

在孩子的教养过程中，家长还会经常遇到一个问题，就是有时候不得不面对孩子某些莫名的行为。比如孩子突然开始咬手指头，突然莫名其妙地发脾气，睡觉的时候必须要攥着什么东西或者咬着小被子，或者身边必须有人，否则就不睡觉、彻夜地哭等等。这些奇奇怪怪的行为代表着什么？代表孩子希望表达的东西，只是他表达不出来，不能完整地用语言来表述他的不舒服、不满意，只能用行为来表达了。

在这里我教给妈妈们一个观察的原则，就是如果某些行为是孩子以前没有、突然出现的，一般都会有问题。如果说孩子一生下来就咬手指头，可能这个小动作只是他的一个习惯或者孩子身体缺乏某些微量元素的表现；如果孩子 1～3 岁都很好，到了 4 岁突然开始咬手指头了，或者开始拿别人东西了，就说明孩子的心理可能出现问题了。这种情况妈妈就要特别注意了，就要往前追溯、回忆，孩子是什么时候开始出现这种情况的，那段时间发生过什么事没有。

一般说来，孩子的快乐童年会止于 4～5 岁，因为孩子四五岁的时候就该上大班了，源于学业的压力会越来越大，孩子的某些行为表现会让家长和老师觉得很奇怪。比如上小学的孩子，明明知道老师布置的作业第二天是要收的，他就不写。其实，孩子的这种逃避行为就是想表达对学习的反感，压力太大了，他不想做。

再比如说谎。谎言有的时候是孩子为了表达一种心情而说的，因此妈妈需要对孩子的谎言进行分析。第一分析孩子说谎的原因。如果一个人没有任何需求，对一切都很满足，很幸福，他是没有必要和理由去撒谎的。撒谎往往来源于他觉察出危险了，隐隐约约觉得这个事会有问题，说实话可能会挨打。因此，当发现孩子撒谎的时候，妈妈要警醒到一点，就是孩子的价值观开始形成了，虽然孩子还没有意识到，但他已经开始分辨哪些是对的，哪些是不对的，哪些好，哪些不好了。

既然孩子不管是语言表达还是他自己的意识可能都还不是很到位，那大人该怎么去了解事情的真相呢？一般说来，孩子在恐惧和有压力的环境中会作出应激反应，因此我们可以从这个根源上去寻找。举个简单的例子：

有一个女孩子，本来很乖，可老师突然发现这个女孩子最近几个月里天天拿别人的东西，甚至到操场上捡一些别人不要的东西。这个孩子的家庭条件其实还不错，可她为什么这样做呢？老师每回问她，她都会很伤心地说："我知道了，老师，我这样做是不对的。"可她控制不住自己，还是重复同样的事情。

后来经过多方了解，老师发现了其中的原因，就是她的父母正在准备离婚。父亲是他们家的经济支柱，但父母离婚后她是跟着母亲的。她母亲可能也有一些存款，够母女俩生活，但是她在潜意识里产生了恐惧和危机感，她觉得父亲一离开，她们家可能要没有东西了，所以在行为表现上，她会不由自主地去拿别人的东西，想拿回家。所以妈妈要多观察，看孩子的压力源于哪里。一般小孩子的压力来源一个是学习，一个是父母亲给他的压力，再有就是周围小朋友给他的压力。如果对这些方面都进行了解，细心的妈妈一定会观察出其中的原因。

关于金钱，家长要关注的不是钱的数量，而是要教给孩子钱的使用规则，告诉他一个节制的度，让他对钱以及钱的使用产生概念，从而在金钱方面对孩子有一个良性的引导。比如说条件不好的人家的孩子，妈妈说了，一周只能给五块钱或十块钱的零用钱，这个时候钱就很具体了，不再是概念性的东西了。而有钱的人家，家长可以一周给孩子50块钱或者100块钱，钱数多少没有关系，但是要告诉孩子，他购买玩具、出去玩的钱全在这里面，让孩子自己决定买什么、不买什么。进而让他自己认识到他买错了，钱花的不值。只要孩子有这种不值的概念，就是好的开始，他就开始有理财的意识了。

有的孩子没耐性，存10元钱就憋不住了。但他想买的东西有10元的，有20元、50元、100元的，他总是存到10元就憋不住了，就会作出"先买了再说"的决定，结果他总也买不到那100元的东西，他就会痛定思痛。因为家长不会再给他增加钱的金额，他要想买到50元、100元的东西，就必须要自己存钱。当他存了很长时间终于存够钱买了那件东西的时候，他会很珍惜。现在很多孩子不珍惜自己所拥有的一切，因为他们得到的太容易了，对钱没有一点概念，反正1元钱买的还是10000元钱买的，跟他都没有关系。所以父母要正确引导孩子的金钱观。

妈妈应该让孩子对钱有一定的概念，但这个尺度要拿捏好，不要让孩子对钱漠不关心，也不要让孩子钻到钱眼里。所以妈妈这个职业是很神圣的，既要感性，又要理性，要高瞻远瞩，想到孩子的未来，这样才能一步一步很有力地支撑他，做到所有给孩子的爱都是很踏实的。希望所有的妈妈都能够用自己的爱为孩子构建更加幸福的未来！

小贴士：妈妈爱孩子要从孩子的需求出发，并且爱的行为表现要有连续性。对于孩子的需求，妈妈要进行分析。孩子拿别人的东西、撒谎，可能都是有其需求的，妈妈只有了解其需求，才能解决这些问题。

怎样打通家长与孩子的有效沟通路径

孩子开始犯错误的时候家长都会很有耐心地教："乖孩子，你不应该这样做，你应该……"但是家长却发现孩子似乎很少会认真地听，往往是自顾自地沉寂在自己的小世界里，并不把父母的教育放在心上，并且下次还会重复犯同样的错误。这样反复几次之后，家长就开始没有耐心了，觉得已经说了很多次，孩子为什么还不能改正？于是家长开始发脾气，而家长的坏脾气导致孩子更加不乖，最后的场面是孩子哭，妈妈吼，甚至孩子直接和父母对抗，陷入不能沟通的僵局。几乎所有父母与孩子之间都会出现矛盾冲突，这些矛盾出现的时候应该如何沟通？怎样做才能对孩子形成一个更加良好的家庭教育模式呢？面对与孩子之间的"战斗"，家长往往感到很无奈。为什么会出现这种难以交流的状况呢？下面，从事儿童心理发展研究的王凌轩博士将为父母解开和孩子无法沟通的疑惑。

沟通存在于我们身边的各个角落，人们随时随地都需要沟通，沟通又需要耐心。说到耐心大家一开始都有，但是三番五次地重复意见就会消磨掉这份耐心。很多家长受不了一而再、再而三的重复，由于家长使用的是成人的语言，当他们用他们的语言去教、去向孩子表达想法的时候，孩子不一定能够听得懂，这就是为什么重复的说教却起不到作用的原因。这里面又出现了第二个问题——情绪的问题。因为孩子听不懂，所以家长生气了，不耐烦了。这种家长的坏情绪是怎么来的呢？造成坏情绪的原因是什么呢？

　　坏情绪一般源于一个人的期望没有达成。我们对某件事一般都是有期望的。比如，我希望能得到一千块钱，实际只得到了一百，所以我就有情绪。但如果我期望得到二十块钱，实际得到二十，也会有情绪，但这个是好心情、好情绪。

　　各种情绪的来源包括自己身体不舒服及外界转嫁来的压力。它像一个球，是有连锁反应的。夫妻两个人，丈夫今天心情不好，他就说了妻子一顿，坏情绪就传给妻子了。说完以后，丈夫可能觉得稍微舒服点儿了，可妻子呢？妻子的心情又不好了，就要找地方发泄。比如，看见孩子今天穿衣服慢了，无意识地，她就会训孩子一顿，而孩子接收到这种情绪后只能被动接受。到了幼儿园，遇见小强了，平时小强拍他一下，没关系，今天一拍他，孩子就火了，打了小强一拳，坏情绪也找到出口发泄出去了，可小强怎么办呢？所以情绪是一种传导性的连锁反应，必定是要找到出口的。

　　我们要想解决与孩子沟通的问题，首先要分析情绪，因为不良沟通大都跟情绪有关系。与孩子的沟通交流，不要受情绪的影响。我们就事论事，要心平气和，不要夹杂坏情绪，不要谈我高不高兴、喜不喜欢。

如果家庭条件允许的话，有些妈妈会选择做全职母亲，她们愿意为孩子付出自己大部分的时间。我并不推崇这样。因为人生活在这个世界，这个社会，就会接触到很多方面，可以有各种各样的机会去发泄情绪，同时也获得情绪。如果一位母亲每天的精力只针对孩子的话，所有的事只能冲孩子来了，因为她没有别的情绪发泄渠道。所以我建议，全职妈妈可以做，但是等孩子上了幼儿园以后，母亲就要找到自己的职业归宿，找到自己的精神依托和寄托。

我提出这样的建议是有原因的。当一个人的关注点只集中在一件事情上，对这件事物就会很挑剔。打个比方，你天天看一个杯子，会看出杯子有很多问题。如果你每天看一百个杯子，就不会那么挑剔，只要过得去、能喝水就行。所以特别建议母亲们到孩子一两岁时，一定要有自己的生活圈子，从而缓解各种压力，保持好的情绪状态。

男士们作为丈夫，也不要建议自己的太太当全职太太。因为这样她会把所有的精力都放在丈夫身上。比如丈夫晚回来一个小时就觉得是去外面干什么了，整天疑神疑鬼，神经兮兮地开始查这个查那个，整个家庭气氛被负面的紧张情绪充斥着。一个全职太太，由于生活中只有老公和孩子，她就会琢磨老公在外面有没有其他人，琢磨孩子这儿不好那儿不好，想着自己还能给孩子花钱买点什么，还能给孩子报多少个学习班。妈妈天天都陷在这些事里，孩子就会很有压力，会觉得自己有任何一点做得不够好的话，妈妈的世界就崩塌了，妈妈就痛苦了。

所以作为母亲，不是说使劲地爱孩子或者爱老公就能达到预期的效果，而是要适度地爱，掌握好爱的火候和温度，做一个聪慧的妈妈和妻子，在家庭中营造一种积极的模式。那么，什么叫积极模式呢？举一个事例来具体说明一下：

早上起床拉开窗帘，看见外面在下雨，妈妈们会有两种表达方式。一种是"真倒霉，怎么又下雨了？快点吧！一会儿一定要迟到的。"另一种是"外面在下雨，宝贝快起来看！天把大地都洗了一遍多好啊！我们赶快穿上雨鞋去上学吧。"同样一件事情，两种表达方式，得到的效果是完全不一样的。

再举个例子：

孩子正在院里踢球，爸爸回来了，因为今天发奖金了，情绪非常好，一看儿子在踢球呢，就说："好儿子，好好踢，玩儿晚点没关系。"第二天爸爸回来（在单位被批了一顿），孩子同样还在那儿踢球，就对孩子说："你干什么呢？还不回家！踢球能踢出罗纳尔多吗？回去！"这种情况，孩子会感到无所适从：我爸为什么变来变去的？同样一件事，我都是踢球，昨天怎么就夸我？今天怎么就把我骂成这样？孩子的性格存在很多不确定因素，孩子的这种无所适从发展下去，会导致很多浮躁情绪的产生，以致孩子成年后性格不稳定，影响他的决策和一生。

存在这种做法的家长要及时进行调整，在家中营造一种积极的模式去影响孩子。凡事要看好的那一面，这是一个练习的过程。比如孩子考了九十五分，如果用积极的沟通模式，家长应该这样说："宝贝，你那么多题都对了，这三道分明都是你会的，是吧？只要你能够再认真一点点，就更棒了！你觉得需不需要妈妈陪你把这三道题过一遍？"如果孩子说："妈，不用，这三道题我会做。"妈妈只要说："我就等你下次的好消息了！"这就是一种积极模式的沟通，用这种模式沟通，整个家庭的氛围都会是积极的、阳光的、向上的、温暖的，会对孩子的性格产生决定性的影响。

我反复强调性格对一个人影响的重要性，性格决定行为，性格也决定命运。也就是说性格的好坏决定一个人一生的成败。家长看到孩子身上存在问题时，一定要想，是不是家长哪儿出问题了，哪儿没做到。积极模式的练习多了，就会养成习惯。我相信在善于使用积极模式的人的身边，其他人都会觉得很舒服、很愉快，包括你的爱人、亲人和朋友。对孩子来说，也会自然而然产生安全感，因为家长是孩子的后盾，家长对某件事的理解是乐观的，孩子也会如此。他的性格也会一点一点向积极的一面靠拢，如此还用发愁孩子长大以后会不好、不幸福吗？

其实大多数家长，比如说一拉开窗帘看见下雨，并不是特意想给孩子传达一种不健康的或者负面的情绪。喜欢下雨的人少，多数人都觉得下雨很麻烦，而且天气阴沉沉的，影响好心情。但家长这种无意识的情绪流露，可能会导致孩子的负面情绪。一开始家长可能很难做到，但是家长要训练自己逐渐具备积极的心态。

我举自己的一个例子解释一下情绪对人与人之间产生的影响：

我妈妈去世的时候，我刚刚上初一。母亲的去世对爸爸、哥哥和我都造成了重创，谁的心情都不好。当时哥哥上大学住校，只有爸爸和我在家里，所以我们两个人之间的互动就显得比较敏感。这个时候，我们就会聊天，关心对方，而并不是逃避伤痛。有的人认为，当伤痛发生，只要去逃避，不提这伤痛就能过去，其实并非如此。在妈妈去世之后的一段时间里，他也会由于心情不好对我有很多批评，而我的学习成绩也受到了影响。但是后来我们经过交流，心结打开了。虽然妈妈不在了，但是我们还是要各自生活下去，我们还有我们该做的事情，生活中依然有很多美好。这一情绪调整的过程可能会比较艰难，但是很有效。

可能大家更期望在情绪和沟通产生问题的时候有更科学有效的解决方法，比如遇到事情的时候父母应该怎么去处理？我建议家长从买一本挂历做起，这本挂历是用来作记录的，然后准备一根红色的笔和一根蓝色的笔，每天晚上自己测评一下当天的心情。在你心情不好的时候，就在那一天标上一个蓝色记号，心情好的时候就标上一个红色记号。这样一个月下来，你能看出自己情绪好和不好的天数分别是多少，如果一个月里有 10 天心情不好，20 天心情好，就相当不错了。如果说一个月里，有 25 天心情不好，只有 5 天心情好，这该是怎样的人？可能你自己都觉得看不过去。

将人的情绪量化和视觉化，摆在那里看。行为最怕视觉化，如果不作记录，行为做过就没有了，不会自己记录，也不会累积，而我们要做的就是通过记录使之累积下来并将其视觉化，这样再看记录的话，就会非常直观。如果一个月有 25 天哭丧着脸，那么下个月的目标就是将心情不好的时间减少 5 天，把开心作为任务完成。第二个月最初的 10 天先把任务完成，后面 20 天就可以尽情地苦着一张脸。任何事情，只要你愿意去尝试，哪怕一点点的改变，你的生活也会越来越好。

当家长在工作或者在其他问题上受到情绪的干扰，就可能会波及孩子。如果发生这种情况，家长可以选择离开一会儿，去趟卫生间，在卫生间里捏捏拳头发泄一下，永远记住情绪传达是没有意义的。也就是说，即便孩子真的有错，也不要马上对孩子发脾气，因为这样做没有任何意义。等冷静下来了，再找孩子谈。

如果已经和孩子产生冲突，家长一定要避免冲突升级，控制一下自己的情绪，做点别的事情，然后酝酿酝酿，回来再继续教育。这个酝酿的时间大概 10～15 分钟，因为孩子也在等待一个结果，不管孩子错了还是对了，他也想知道一个结果。

如果您的孩子还小的话，那么家长们要关注你的亲子方式和沟通方法。中国有着严父慈母的传统，家长对孩子的教育模式和说话方式多是指责或指令。因为我是父母，所以你必须听我的，要按照我说的做。如果家长频繁地用这种消极的沟通模式去指责、去告诉、去命令，孩子就不自己思考了，因为总是有人告诉他要怎么做，或者他认为反正自己的想法永远是不对的，何必去思考呢？这样导致的结果就是：孩子确实听话了。但家长必须接受这样的事实：你的孩子长大后没有什么创造力，自信心不足，承压能力差。这样的结果很有可能源于小时候的教养模式，那么怎么来改善这种沟通的机制呢？

要想建立一种良性的家庭沟通模式，家长首先要尊重孩子，在尊重孩子的基础上多用启发和提问的方式引导孩子。启发和引导很重要，因为家长也不是百科全书，就算是爸爸又能怎么样，你也不能对所有事情都有了解。家长可以和孩子一起去思考和学习。

养育一个好孩子，家长要做的事情很多。首先要让孩子具备健康的身体。其次是让孩子学会微观，比如观察树叶，肉眼看到的树叶和显微镜下的树叶有什么区别？让他明白，在这个世界上，他看到的事物不一定就是事物的本质。再次是让孩子学会宏观上认识世界，比如教他学习围棋或象棋，就要告诉他需要通盘考虑，多想几步，才能让事情完整。这是最基础的三样，希望每个孩子都尝试着去做。在这个基础上，家长还要信任孩子，跟孩子商量，然后用启发的语气和孩子沟通想法，这些都是建立一个家庭积极模式最好的方法，而孩子也会用积极模式去面对别人。

　　现在家长的压力都很大，每天工作也都很累，但是我们不要放弃思考。尤其是在教育孩子的问题上，家长必须动脑子，寻找一种有效的和孩子沟通的模式。家长要认识到，和孩子交流的过程也是一个愉快的过程，要把这些都看成是人生的馈赠，看成是一种幸福。这样的话，所有消极的方面都会变成一种积极、正向的动力，家长和孩子会一起享受成长的幸福和快乐。

　　小贴士：家长是孩子的第一老师，言行举止都会对孩子产生潜移默化的影响。因此，家长保持良好的心态非常重要。要养育好孩子，家长就要在家庭中建立一种积极的沟通模式，保持稳定良好的情绪，和您的孩子一起健康快乐地享受成长的过程。

家长如何帮孩子建立学习能力（上）

很多家长会面对这样的困扰：孩子在童年时又乖巧、又聪明、又活泼，家长也非常满意，但是孩子在进入学校后，家长开始发现以前优秀、完美、聪明、一学就会的孩子成绩很不理想，这是为什么？成绩差与孩子智商有关吗？与孩子的性格有关吗？如何正确培养孩子的学习能力？下面，专门从事儿童心理发展研究的王凌轩博士将给予我们科学的解答。

孩子学习的问题是所有家长都会头疼的问题。经常听朋友说：

"我那儿子，平时很聪明，动手能力和接受能力都特别好，怎么就是不爱看书、不爱学习、成绩不好，真是怪了。"

说这话的家长对孩子完全没辙。这是由于我们用了不同的标准去衡量孩子，所以，孩子上学前后表现差异很大。比如孩子在上学前，很多家长是用自己的标准去衡量孩子的，但是到了学校，则用学习成绩这一个标准来衡量所有的孩子，这个时候必然会出现差异。

人的正常智商在80以上，如果智商达到160，就能像爱因斯坦一样聪明。当然不否认天才和普通人之间的差异，但大多数人的智商在正常范围内。我们做过的大量全国调研工作显示，智商不是影响孩子成绩下降的根本原因，因为智商有问题的孩子有明显的行为、表情特征，政府会给这样的孩子安排专门的培养学校上学，不会进入普通学校就读。

那为什么智商均等的孩子在同一所学校里，在同样的教学环境下，听同一个老师讲课，读着同样的教材，有的孩子能吸收100%的知识，有的孩子吸收90%的知识，而有的孩子吸收50%的知识，甚至有的孩子只吸收了20%的知识。最后家长得出的答案是，成绩不好的孩子智力较低。除了智商，大多数家长会认为生长环境的差异，父母能力的差异，管教方式的差异，甚至是孩子性格的差异，都是影响学习成绩的因素。这些虽然都属于孩子之间的差异，但从我们研究者的角度来看，却都不是决定学生学习好坏的根本性原因。

决定孩子学习能力差异的因素是学习的能力。学习是一项活动而不是一件事，也不是一个东西，需要智力、表达等各种能力作为支持。学生不仅要学习课本知识，还要学习生活技能，学习与人交往、沟通的能力。

如果按照孩子的成长发育来看，0～2岁这个阶段是孩子大肌肉发展的黄金时期，大肌肉动作发展在这个时期对孩子至关重要。2～5岁这个阶段，感觉统合能力发育比较迅速。感觉统合就是人体在环境内有效利用自身的感观，从外界获得不同的感觉信息（视、听、嗅、味、触、前庭和本体觉等）输入大脑，大脑对输入信息进行加工处理并作出适应性反应的能力。当然感觉统合能力还会随着孩子年龄的增长而提高。4～12岁是孩子的记忆力、思维能力、逻辑分析能力和感觉统合能力集中发展的阶段。一个孩子发育到12～14岁时，已经具备了成年人60%～70%的基础能力。

我们获取知识的渠道有听、看、摸、闻、嗅几种，所以学习是知觉统和的过程。其中最重要的是看和听，一般情况下，看和写联系在一起，听和说联系在一起。学生通过两种模式来获取知识，看书是一种模式，听老师讲话是一种模式，学生大多数靠听觉记忆。这两种模式有的时候可相互交融，在我们做过的实验评估群体中，这两种能力交融的人占22%～27%，属于优秀人才。也就是说有些孩子，既适应于用听觉来获取知识，又适应于用视觉来获取知识。所以，就有一部分学生学习能力强一些，一部分学生学习能力弱一些。有些家长会问，剩下的孩子怎么办？在这里，我要特别郑重地说明一个问题，能力的强弱与孩子的发展无特定的关系。并不是能力强，孩子的未来就好；能力弱，孩子未来就差。因为很多能力有偏差的人，也可以成为伟人，所以能力强弱不是成功的关键。比如我是一个文字校对人员，不太使用表达能力，专注于写作、看书就可以了。再比如说老师，老师都有授课倾向，有的老师特别能讲，有的老师不太善于表达，每个孩子在课堂上基本要靠看和听来获取老师教授的知识，这个时候容易出现一些问题。而恰好一个班上的老师特别能讲，但大部分学生却喜欢通过看书学习，那么老师的这种授课方式则会降低学生吸收知识的效率，最后成绩也不理想。所以教师是很辛苦的工作，因为他要面对的学生，有的通过听课学习，有的通过看书学习，也有看、听综合学习的。一堂课讲完后，一部分孩子听会了，一部分孩子听得不太明白，老师则需要课后给他们补习。而补习时，他用的还是口授的方式，孩子接受起来仍然很慢，他就得一遍一遍地讲解，这样，不仅增加了老师的工作量和压力，也增添了学生的压力。孩子回到家后，家长又给他报各种培训班，但也不能解决根本问题。

这些能力发育的差异在人一生的学习过程中非常重要。我测过自己的数字听觉记忆力，结果非常差，我不能够连贯的记住一个人的手机号码，我们在一些测评实验中，也发现很多孩子是这样的情况。人的听觉记忆可以分为对文字的记忆和对数字的记忆，视觉记忆分为对文字、数字、图形等不同形式的记忆。所以有的时候，数字记忆跟学习之间的关系和文字与学习之间的关系还有差异性，需要科学家持续地研究。当这些能力发展到行为自动化的程度，也就是一个人可以自主管理自己行为的时候，同时他开始自主地去认知某些事物。如果人在十四岁以后就能形成自我监控能力，可能一生都会非常轻松和顺利。

现在，许多教育家在倡议，不要对每年的高考状元们做过度的报道和宣传，一味把他们当作学习的榜样和先进典型。学习成绩名列前茅的孩子，可能学习和考试能力都比较强，而其他能力可能会弱一些；学习成绩一般的孩子，可能其他方面都很优秀，所以评价人才要综合看待。家长在教育孩子方面，不能用过于老套的方式，以免耽误孩子的发展。我要强调的是，孩子的学习能力各有不同，不能给孩子轻易贴上优秀或者不优秀的标签。

有的家长会自豪地说：

"看我家孩子多聪明，不会爬就会走了。"

把"不会爬就已经会走"当作是聪明的表现，是错误的。爬行是用四肢来移动身体的，对孩子的发展很重要，因为小孩子刚生下来只能依靠触觉、嗅觉和知觉来感知世界，所以他会抓起身边的各种东西去舔一舔，闻一闻。他会感觉到玻璃是滑的、铁是凉的，或者碰了哪个东西手会疼，所以这是孩子认知物体的绝佳时期。这与会走路后用手触摸东西是不一样的。孩子在刚出生的时候，要有灯光的刺激、要有音乐的刺激，爬行也是一种刺激，他在爬行过程中寻求的是一种反馈，如他对物体的反馈，耳朵对声音的反馈，所以这是孩子认知世界的发展飞速期。孩子在不会说话的时候，家长要让孩子处于柔软、安全的环境中。家长不要每时每刻抱着孩子，可以跟他一起趴在地上做游戏，比如你往前爬，让他爬着追你，他会非常的开心。

在训练孩子大肌肉运动的时候，家长首先应给孩子营造一个安全的环境，其次手工做一些玩具，比如说圆的球、各种形状的积木等，用布蒙起来让他用手摸，这是完全的感知、触觉练习。孩子会通过这个练习，摸出物品的形状，然后再让其选出家长指定的物品，这样能得到好几项能力的锻炼。家长要尽量让孩子多接触户外环境，比如我们可以选择一块比较干净的草坪，让孩子上去爬一爬。孩子接触的种类越多，他的触觉记忆和大肌肉发展得越好。

家长通过细心观察，可指导孩子扬长避短。在大肌肉动作后期，孩子开始学习走路。这个时候，我们会遇到两类家长：一类是我们比较批判的，孩子一摔倒，就跑过去把孩子抱起来，边拍地边说：

"这个地真坏，把我们家宝贝摔倒了。"

第二类家长虽然意识到这样做不对，但是做法有些极端，在孩子摔倒后，会说：

"自己爬起来，妈妈不会管你的。"

我想说的是，我们可不可以教育方式不偏不倚一些。孩子摔倒的时候，首先会观察他身边亲人的反应，如果有人在看孩子一般会哭，以寻求大人的安慰。所以，这个时候，家长要注意策略，当你发现孩子摔倒了，你应该马上去干别的事，假装没注意到，并用余光去观察他，孩子一会儿就会感到没意思，自己会爬起来的。

总之，我们要细心的观察，粗线条的放养。不要害怕孩子摔倒，这也是大肌肉运动不可避免的一方面，他可能身上会沾上泥土，但最起码他知道了岩石是硬的、土是脏的，感知能力是孩子唯一获得知识的渠道。

小贴士：细心的观察，粗线条的放养并不绝对，父母要根据孩子的生活环境、身体状况和心理状态作一些调整。如果家长不积极培训孩子的大肌肉动作能力，到后期，精细动作的训练也会受到影响，而且孩子长大后很难纠正。

家长如何帮孩子建立学习能力（下）

2000 年以后，一些城市开始流行起一项培训，叫感统训练，即感知动作统和能力训练，这个能力的训练在孩子 2~5 岁时是很重要的。这项训练使孩子从大肌肉动作慢慢发展出细微动作和平衡能力，如手指之间的灵活程度越来越高，可以穿针引线，可以搭积木，可以写字，这些都与感统能力有关。感统失调的孩子，动作先于语言，就是说他想干什么直接行动。感统正常的孩子，一般会先询问一下，再去行动，用的课本和作业本都很平整。所以孩子在 2~5 岁的感统发展期，家长要耐心帮助他，培养他。下面，从事儿童心理发展研究的王凌轩博士会给家长全面讲解孩子的感统训练。

感统能力的培训，在家里就可以实施。例如，可让孩子走"平衡木"，这条"平衡木"是家长在地上画的一条线，让孩子沿着这条线，看是否能走直。另外，可让孩子帮妈妈穿针引线，可以把针换成木头针，防止孩子扎破手指。这些练习都能提高孩子的精细动作能力。

当然，家长最好能去新华书店或儿童医院购买感统类训练图书，里面有许多小游戏，能增进家长与孩子的交流和互动，而其主要目的是锻炼孩子的精细动作能力。在此之前，如果孩子大肌肉动作发展不协调，家长更要多花一些心思，因为这会影响孩子的小肌肉动作能力的发展。比如肌肉控制能力不好的孩子，在使用自动铅笔时，下笔一般很重，笔芯一长就会断头。另外，这样的孩子也不喜欢上学，上学对他来说很累、很辛苦。上学的起始阶段是孩子兴趣开展的一个黄金时期，如果让他频繁感受到失败、不足，孩子会慢慢失去学习兴趣。所以肌肉动作和精细动作对孩子的发展至关重要。

现在，有很多针对孩子教育的培训班都办得非常好，重要的是我们该如何为孩子选择，家长要有所考虑再作决定，不能逼迫孩子成才、成名。拿练习钢琴来说，首先学习可以增加孩子的乐感，另外增强双手的协调性，不应强求孩子成为艺术家，这就是父母在与孩子一同成长时的良好心态。

如果父母在带领孩子游戏的过程中，发现孩子没有耐心，一会儿玩这个，一会儿玩那个，那么我建议父母在开始游戏的时候，让孩子自由选择他喜欢的一类游戏或玩具，先让他玩一会儿。如果孩子反应一般，可以带去专业机构，与更多的孩子一起游戏，因为孩子比较喜欢观察同龄人的行为，比如别人喜欢玩球，他也变得喜欢玩球。我们不一定要带孩子到感统专业机构培训，因为在国内，尤其是北京，有些幼儿园会配备感统训练器具。时下流行的"儿童职业体验"也能起到感统训练的目的，孩子可在体验馆里扮演各种角色，可提高孩子对社会的认识。这种

111

"职业体验"在日本、美国、英国出现较早，而且非常流行。孩子在幼儿园、小学、初中、高中会体验不同的职业，且体验方式不同。家长在选择体验馆时，首先要注意设施是否完备，工作人员是否了解角色体验的意义；其次，工作人员是否能够了解并帮助孩子挑选适合扮演的角色，是否能给予正确的配合。只有做到这些，才能真正达到体验的目的。

在感统能力培养初期，孩子喜欢随着自己的心意感知周围的事物，之后是疏导期，即家长引导孩子做游戏，陪着孩子做游戏。当家长觉得自己实施有困难时，可以带孩子到专业机构训练。另外，专业机构还有群体感受互动的好处。现在家庭中多为独生子女，相对比较孤单。我们小时候，都是一个院儿的小朋友一起玩。在集体里，孩子会自然分出谁是领导者，谁是配合人，谁是策划者，谁是实施者。这个跟他以后的成长，都会有很大的关系。因为人具备一定的社会属性，在成长过程中会给自己定位。

学习能力有哪些

我们不仅要赞扬孩子对生活的观察能力，还要培养孩子的学习能力。

第一，专注力、注意力，即感觉动作统和能力。

第二，视觉与动作、听觉与动作的统和能力，即视听知觉动作统和能力。

第三，思维能力，如孩子对空间的感觉，对图形的感觉，对数字的感觉，逻辑思维的方式。

第四，自我监控，是指行为自动化完成的程度，是学习能力的核心部分，即孩子从一开始的被动，到最后自己规范自己的行为。很多成年人都无法控制自己的行为和情绪，做不到自我监控。但是在儿童期，如果能养成自我监控的习惯，以后的路会走得比较顺利。

如何培养孩子的学习能力

第一，注意力。因为注意力不集中，导致成绩不好，在小学生里非常普遍。举实例来说，比如张老师在上课时，李老师突然进来向张老师借了一盒粉笔，然后离开，张老师继续讲课，有的孩子能继续听课，有的孩子就开始走神，说：

"他怎么没粉笔了？"

"他把我们班粉笔拿走，他还吗？"

学生的注意力被转移了，这堂课后面的部分就听不进去了。还有一种，孩子放学后回到家，妈妈问：

"今天下午上什么课了？"

"妈，太好玩了，我们老师今天下午讲了一个笑话。"

"那个笑话是……"

孩子的妈妈很疑惑，难道老师一下午就只讲了一个笑话？去学校问老师，老师说：

"下午担心大伙瞌睡，我用一分钟的时间给大家讲了一个笑话，然后就开始上课了。"

老师只用了一个笑话调节气氛，但这个孩子一直沉浸在笑话里，一直笑到放学回家。

我们看一个孩子的注意力好不好，第一要了解孩子的注意力品质。有的孩子上课时不专心，但是看动画片却很专注，说明孩子的注意力品质并没有问题，只是不能专注于学习。学校一般认为，孩子在一年级能有 10~15 分钟的注意力就已经很好了，我很同意，但如果我们能让孩子在一年级就有 30 分钟的注意持久力，那孩子的学习效率会提高很多。注意力的缺失和分散，与其他几项能力都有相关性。

第二要看哪些因素会影响孩子的注意力。有可能是老师的讲课方式或者同学的行为影响了孩子的心情，继而影响了孩子学习的信心。我们用什么样的方式帮助孩子重拾学习的信心呢？首先，对孩子的注意力品质作一个判断；其次，让专家分析出孩子注意力下降的原因。

现在还有一种现象——学前班现象，就是孩子在幼儿园升小学的阶段，幼儿园会宣传从这里出去的孩子能识 3000 个字，听起来很让人激动，但是我不推荐这样的教育模式。因为整个小学阶段，按照一到六年级的教学大纲，老师会全部把知识教授完成，且知识量不大。早学是双刃剑，好处是会促进孩子对图形、文字的认知能力，坏处是禁锢了他的发展空间。教育部每年都要在我们的教学大纲中提倡提高学习能力，促进能力发展，知识与能力相融合。我们的教育机构——学校，都在使用这样的方式，即通过知识的吸收，促进能力的发展，能力发展得越好，知识吸收得越快。但是这两者之间，是有差别的。

很多家长在孩子刚上学的时候，发现孩子的注意力变差了，认为这个问题从来没有出现过。其实这不是突然出现的，是孩子在成长过程中，长期积累的结果。小学一年级是孩子适应学校环境、了解如何学习知识的一年，所以家长不必过于紧张，应给予孩子适应的时间。

家长还可以在孩子上学之前做一些准备功课，如果孩子的大肌肉动作发展得很好，感统能力也不错，孩子上学时，注意力会比较集中，接受知识也没有太大压力。除了能力培养，有些孩子曾在情绪上受到过较大的刺激，所以学习不专注。比如，有一个孩子在小的时候是由保姆看护的，这个保姆没什么文化，但人很厉害，经常冲孩子大声叫嚷，孩子不睡觉的时候还吓唬孩子，后来孩子的父母知道后就把她辞退了。但是这个保姆给孩子造成了太大的伤害，以至于孩子到两三岁的时候听视觉功能拒绝发育。他上学以后，老师反映的第一个问题是：孩子不听我说话，好像听不见似的。孩子为了保护自己，沉浸在自己的世界里，这是一种心理疾病，是非常极端的特例。对待这样的孩子，要寻求专业机构帮助解决，家长切忌盲目尝试，更不能给孩子过早定性为注意力不集中、孤独症、多动症等。

> 小贴士：有些孩子在进入学校后，表现出注意力差、学习成绩差、孤僻等，此时家长要耐心给予孩子精神及知识上的正确引导和帮助，否则只会雪上加霜。

如何应对蚊蝇害

　　天气渐渐热起来了，对于父母来说又到了保护孩子不受蚊虫危害的季节。这种时刻，人们就会有一些话题，比如为什么有的人特别招蚊子？被蚊子叮咬和血型有关系吗？招蚊子的人的血液是不是甜的？人们对此说法不一。大家每年都在想方设法远离蚊虫叮咬，比如涂抹、喷洒各种防蚊液，但还是没有什么效果。蚊子是一种传染病传播性很强的昆虫，那么被蚊子叮咬会得哪些疾病？我们怎样提前预防和治疗？下面，病媒生物防治专家、北京疾病预防控制中心副主任曾晓鹏博士帮我们解决苦恼。

蚊子的危害

到了夏天，蚊子、苍蝇随处可见，招人厌烦。

　　蚊子的危害非常大，主要是传播疾病。蚊子传播的疾病，都是很难治愈的传染病，如疟疾、登革热、乙型脑炎等。这些传染病都非常可怕，且很难治愈。非洲每年死于疟疾的人，大概有一百万。最近几年，一些新的传染病也开始滋生。如2010年广东东莞发现的二百多例"基孔肯雅热"，是由一种叫白纹伊蚊传播的传染性疾病。基孔肯雅的意思是扭曲弯曲，这种病除了引发人体发热、皮疹外，还会造成严重的关节疼痛，有的人甚至疼痛到直不起腰来。有些极端的个案中，病人因这种疼痛几个小时后还会丧失活动能力，最终只能弯着腰走路。所以说，蚊子给人类的生命和健康造成极大的威胁，是一种极其有害的病媒生物。

有些人会担心夏天一旦被蚊子叮咬就会得以上的疾病，其实不用那么紧张。原因有二：一是蚊子传播的疾病在一定地域内分布，不会在全国分布。比如北京地区，就很少出现疟疾、登革热、乙型脑炎等蚊虫传染病。即使这些疾病在南方出现，也只是在一部分地区出现，可以提前做好预防和准备工作。二是疾病虽由蚊子传播，但不是所有的蚊子都会传播疾病。由于蚊子的特异性非常强，不同的蚊子只能在不同的地域下生存繁衍。如疟疾是由一种叫中华按蚊的蚊子传播的，登革热主要是由白纹伊蚊传播的，乙型脑炎是由三带喙库蚊传播的。

蚊子种类很多，大致分为三类：按蚊、库蚊和伊蚊。每个种类的蚊子也有不同，如库蚊是我国北方和南方地区常见的种类，有淡色库蚊和致倦库蚊两种。北京常见的主要是淡色库蚊，就是晚上看到的那种爱叮咬的褐色蚊子，占所有蚊子的92%～95%。淡色库蚊并不传播疾病，或者说它传播疾病的几率非常低，其喜欢在污水里繁衍。

除淡色库蚊和致倦库蚊外，我国还比较常见的是白纹伊蚊，腿上有一圈一圈的白环，会传染登革热和基孔肯雅热。这种蚊子叮咬人有几个特点：①传播疾病的概率很高；②非常凶猛，攻击力很强，吸血后还会反复攻击、叮咬人；③被它叮咬后，人的反应比较大，如包大、红肿、奇痒；④白天叮咬人；⑤喜欢在洁净的水中繁衍，如可在花盆、易拉罐等小容器的积水中繁衍、滋生。这种蚊子还喜欢黑色，轮胎是它喜欢隐藏的地方，所以我国大多数白纹伊蚊都是通过客车运输由国外带进来的。夏天可以选择穿浅色的衣服来避免这种蚊子叮咬。

家庭防治蚊子的办法

1. 除积水

蚊子在整个生长周期，除成虫外，它的卵、幼虫都在水里繁衍，所以水对蚊子很重要。没有水，蚊子就存活不了，所以去除积水是预防蚊子滋生的关键。如家里养的水生植物，或弃之不用的花盆，只要存在积水，就会滋生蚊子。蚊子喜欢在静止的水里或是缓慢流动的水里产卵，或隐匿在湖中的水生植物里产卵，那里的风浪小，不至于把幼虫的体壁打破。有些人住别墅，喜欢在门前建池塘、假山，那种小面积的静止水更容易繁衍蚊子。家庭预防蚊子滋生很简单，首先不要在闲置瓶子、花盆、罐子里存积水，这样可以降低蚊子的繁殖几率，另外，要将这些瓶瓶罐罐反扣过来收纳。

2. 化学方法

（1）蚊香驱蚊。蚊香里有盘香和电热蚊香两种类型。盘香里加入了一些木炭和杀虫剂，点燃后有烟，经改良后烟雾量较低，但仍有很好的驱蚊效果。电蚊香和盘香的作用原理一样，但是盘香有烟，对人的呼吸道，如鼻黏膜有一定的刺激作用，还有它需要明火点燃，存在安全隐患。使用时，要将盘香放在房间的上风头，让整个房间都弥漫杀虫剂的气味，这样才能发挥驱蚊的功效。在密闭的房间使用电蚊香2~4个小时，可灭杀蚊子，但在开窗的情况下使用电蚊香，只有驱赶蚊子的作用。使用时，应在睡前1~2小时打开电蚊香，让其有加热、挥发的过程。

（2）灭蚊喷雾剂。喷雾剂有灭杀蚊子的作用，与蚊香作用机理不同。使用喷雾剂的正确方法是，使气罐仰角45°直臂喷洒房间各处，这样气雾离人较远，比较安全。喷雾剂里的液体以50个微米以内的颗粒直径散布在空气中，从上到下慢慢弥散、沉降，由于在空气中有一个停留的时间，飞行的蚊子翅膀和身体上会接触到这些杀虫剂的微小颗粒，足以将其致死。由于喷雾颗粒微小，容易吸入呼吸道，所以喷洒完后，人不要在房间里停留，要关闭房门使喷雾保留一段时间，等颗粒沉降下来以后再把门窗打开，散散气味。

（3）蚊不叮、花露水。使用时，直接涂抹在暴露的皮肤上。根据个人体质的差异，一般可起到2~4小时的保护作用，如果流汗较多，可能保护的时间短一点。

招蚊子叮咬的原因

不同的人对蚊子的吸引力不同，引起蚊子叮咬主要有以下几个因素：

1. 人体呼出的二氧化碳对蚊子有一定的吸引力。运动过后，呼吸频率增加，呼出的二氧化碳量增高，招蚊子叮咬。

2. 身体产生的乳酸对蚊子比较有吸引力。爱出汗的人招蚊子叮咬，应及时将汗液擦干。

3. 肥胖的人到了夏天容易出汗，分泌物比别人多，也容易招蚊子叮咬。

现在，根据蚊子的特点，还发明了二氧化碳发生器，专门用来诱捕蚊子。房间中的纱窗和纱门也能有效地减少蚊子入侵的数量。

苍蝇的危害及防治

苍蝇主要的危害是机械性携带病菌。苍蝇这么脏的主要原因是它有恶习，喜欢边吃边吐边拉。而且在很脏的地方驻留后，又在食物上面爬行，继而污染了食物，如果人不小心吃下这样的食物，就会引起肠道疾病。苍蝇种类也很多，主要有大头金蝇、丝光绿蝇、家蝇等。

消灭苍蝇的办法也很多，可以直接用蝇拍打苍蝇，也可使用杀虫剂灭蝇。杀虫剂的使用方法与灭杀蚊子的方法相同。

苍蝇有趋光性，最易被波长在3650纳米的光亮吸引，利用这个特点制作的诱杀装置，可以用该波段的光源引诱苍蝇接近，然后电击灭杀。苍蝇还有呆在绳索上的习惯，有人就发明了粘蝇条，同样可以有效地灭杀蚊蝇，且无毒无害。

小贴士：婴儿皮肤娇嫩，使用蚊不叮或花露水时要格外小心。如果是过敏性体质，使用蚊不叮或花露水时，应先在手背上抹一点，测试过敏反应，然后再使用。

彻底消除蜱螨害

天气暖和，花儿盛开，大家都喜欢在这个季节游山玩水，游览祖国的大好河山。但是在我们欣赏美景的同时，可能会遭到虫子的伤害。大家是否还记得 2010 年 9 月，河南、山东等地区，有人被蜱虫咬伤后不治身亡的消息。被虫子咬伤后居然能够致死，这样的事件听起来非常触目惊心。其实这种隐患在我们身边确实存在，虽然不一定致命，但是在居室中，经常会有螨虫滋生。蜱虫、螨虫到底有什么样的危害？我们该怎样预防、治疗并避免孩子受其伤害？下面，病媒生物防治专家、北京疾病预防控制中心副主任曾晓鹏博士为我们详细解答。

蜱虫和螨虫从分类学上讲，与蚊、蝇、蟑螂等昆虫不同，属于蛛形纲。最简单的区分方法是：昆虫有六条腿，蛛形纲生物有八条腿。

蜱虫的特点及危害

蜱虫俗称草爬子，也叫壁虱、扁虱。蜱虫在幼虫期是六条腿，经若虫期蜕变为成虫后变成八条腿。蜱虫属于危害性比较大的病媒生物，与蚊子相比有过之而无不及。它同样会传播疾病。蜱虫大体像芝麻、米粒那么大，个体比蚊子都小，所以一般在实验室没有办法做成完整的标本，只能把蜱虫压到玻片上，在显微镜下观察。

蜱虫从种类上来讲大概全世界有八百多种，我国的蜱虫大概有一百多种。蜱虫大体分三类，这里主要介绍一下常见的两类：一类叫硬蜱，一类叫软蜱。软蜱和硬蜱之间有一些区别。第一个区别是看它的背部是否壳化，也就是背部是否有比较硬化的盾板，如果有盾板就是硬蜱，没有盾板的叫软蜱。第二个区别是观察它的头部，如果是成虫，一般看不到软蜱的头部，能看到硬蜱的头部。第三个区别是口器不同，硬蜱的口器里长着成排的逆齿，像倒钩一样，如果硬蜱叮咬人后，直接把蜱虫拔出来，它的口器会将皮肉带下来或者口器被留在皮肉里面，而软蜱没有逆齿，咬合力没那么强。第四个区别，软蜱和硬蜱吸血的方式不一样。硬蜱在叮咬人和动物时，有一定的隐蔽性，如在毛发、腋窝、腹股沟等部位持续吸血几天到十几天，且一般在白天吸血。硬蜱吸饱血后，形状发生很大的变化，原来大小只有芝麻粒和米粒那么大，吸完血后身体膨胀到十几倍、二十几倍，成虫能达到二百多倍。而软蜱在晚上吸血，最多会在一个动物身体上停留1个小时，然后换其他动物叮咬。第五个区别，软蜱一般不会长时间附着，而硬蜱会长时间附着。硬蜱在被它叮咬的动物身上还会产卵、蜕皮，到卵孵化的时候才会离开。蜱虫的寿命一般为几个月到几年不等。

蜱虫一般生活在野外，我们在野外郊游时，可能会碰到。蜱虫在 15~20℃ 的环境下比较活跃，所以春天是蜱虫密度最高的时候，也是它最活跃的季节。蜱虫在野外一般会在树叶上、草尖上、草壳子里趴着一动不动，如果中午温度过高它会爬到草叶的背面。它主要的行动是爬行，有一定的跳跃能力。成虫爬的高度一般是 70 厘米，若虫在 50 厘米，幼虫又低一点，在 20 厘米左右。如果人从草丛经过，释放出的二氧化碳、人的影像、发出的声响就会刺激它，它就会马上找到叮咬目标，选择一个合适的叮咬部位跳上去。它只能附着在裸露的皮肤表面，隔着衣服一般没有办法叮咬。我们经常暴露的部位有脖子、头皮和脚踝。

蜱虫在一天中，大概有两个最活跃的时期，一个是日出后一个小时，一个是日落前一个小时。夏天或中午，温度在 30~35℃ 时，它没那么活跃，不怎么攻击人。因此如果出去游玩，最好在艳阳高照的时候达到自然景区，如果早晨 6 点就进入景区会比较危险。

出游防治蜱虫办法

第一，一定要做好各种防护措施，尽量穿长袖长衣，袖口、裤腿要系紧。

第二，最好穿浅颜色衣服。蜱虫一般为红棕色和灰褐色，如果有蜱虫，没有一下跳到皮肤上，而是跳到衣服上，在浅色的衣服上很容易发现它。当然如果你穿丝织衣服更好，因为丝织品比较光滑，虫子不容易落在上面。

第三，在裸露的皮肤上涂抹驱蚊剂。驱蚊剂的主要成分是避蚊胺，对驱赶蜱虫也有很好的效果。一般能起到 2~4 小时的保护作用。

第四，尽量不要长时间在草地上坐着或躺着。因为这个时候，很容易受到蜱虫攻击。

一旦在野外被蜱虫叮咬后有几点注意事项。

第一，除了你出游需准备的物品、药品和驱蚊剂等，还要带上消毒剂，如酒精、碘酒，再带上一把尖头小镊子。这样如果被虫子或蜱虫叮咬后，能及时处理。

第二，大家要特别注意的是，被蜱虫叮咬后不能生拽蜱虫，因为蜱虫一般有逆排齿，如果硬拽很可能把人或动物的皮肉拽下来。另外，如果蜱虫头部留在皮肉里，无法弄出来，最好的办法是用一点碘酒或酒精涂在蜱虫身上，使它麻痹，等它慢慢松弛后自己脱落下来。另外，如果你用烟头或者香头在外面轻轻烫它，也有作用。

第三，不要用手直接去碰触蜱虫，应该使用镊子夹出。因为它体内有一些病原体，用手容易挤破虫体，病原体会随口器进入我们体内。

第四，我们一旦被蜱虫叮咬后，除了临时对伤口进行消毒处理以外，回家后一定要注意观察，如有发烧发热的症状，要及时到医院进行确诊。有的人被叮咬得特别厉害，皮肤会出现红肿、溃烂、发炎等症状。

螨虫的特点及危害

螨虫离我们很近，可以说是无处不在。螨虫的个体都非常小，在0.3毫米左右，几乎用肉眼看不到。

螨虫当然也分很多种，寄生在皮肤里面的螨虫，叫蠕形螨。但是，我要讲的是大家接触最多的一种螨虫，叫尘螨。尘螨存在于床单、衣服等处，可能很多家庭都有。尘螨对人能造成很大的危害，主要是引起过敏性反应，如过敏性鼻炎、过敏性哮喘、过敏性皮疹等。所以有时候在家里，有流鼻涕、打喷嚏、哮喘、全身性红斑皮疹等症状，很大程度上是由尘螨引起的。

很多年前，我们处理过一个图书馆的尘螨。那里的工作人员只要在图书馆库房待一会儿，就会感到皮肤瘙痒，出现湿疹、红疹现象，无法正常工作。最后检测发现，它里面的尘螨密度非常高，造成的危害非常大

尘螨的个体非常小，有科学家做过一个研究，采集 1 克带有尘螨的灰尘，发现里面至少有 1000 只尘螨，尘螨的排泄物就有20 万个，可见尘螨的数量是极其庞大的。

尘螨在居室中可能存在的地方有如下几处。

第一，我们睡觉的床，是尘螨最喜欢的地方。枕头、被褥、床单是尘螨最容易聚集的地方。尘螨适宜生存的温度是 25℃ 左右。有人做过统计，在我们入睡后 4 小时，我们的体温加上整个被子，能达到27℃的环境温度，是尘螨繁殖的适宜温度。更重要的是，尘螨以人脱落的皮屑和真菌为食，而人脱落的皮屑主要在枕头上。所以有一个调查指出，枕头的重量大概有 20% 是尘螨及其排泄物。如果长期不用的话，枕头里面就会积攒大量的尘螨及其排泄物，是非常可怕的。

第二，布艺沙发、地毯、填充式的玩具等，能够积攒灰尘的地方，都是尘螨比较喜欢聚集的地方。

以上几处是家庭里尘螨比较多的地方。

家庭防治尘螨办法

尘螨适合繁衍的温度是 25℃，35℃ 以上的环境它的生长和繁

殖将停止，55℃的水就可以杀死大部分的尘螨。尘螨的排泄物也叫过敏原，在水里面会被溶解掉，是水溶性的。所以防止尘螨的一个重要办法是勤洗被单、枕头、被褥、床单，而且水温在55℃以上，10分钟就可以把大部分尘螨杀死。如果用洗衣机勤洗衣物，只用凉水的话，也可清除大部分过敏原和部分螨虫，但是杀不死螨虫。有些玩具、枕头、地毯或床垫等无法用水洗的用品，可在太阳下曝晒、拍打，也可以将小件用品放在冰箱里 −17℃的环境下冷冻24小时，也能杀死一部分螨虫。尤其到了冬天，外面温度很低，可以把地毯、床垫等大件用品放在外面冷冻，也可杀死部分螨虫。

　　螨虫喜欢的湿度在70%左右，所以我们应尽量让家居环境干燥些，就不那么容易让螨虫滋生了。尤其是我国南方地区，全年湿度大，适合螨虫生长，所以要经常开窗通风使屋内保持干燥，这样可以降低螨虫的危害。

　　因此，开窗通风除湿、保持居室用品干净是降低螨虫密度的主要手段。

　　　　小贴士：我们使用的壁挂式空调，往往会积攒很多灰尘，每年要定期清洗一下，因为空调机的灰尘里也存在很多螨虫，如果再用这样的空调吹冷气，对我们人体健康极为不利。

"小强"到底有多强

蟑螂被笑称为小强，它到底有多强？据报道，一只蟑螂的触角、足和消化道能够分离、检测出 1.3 万多个细菌，谁的家里也不会只有一只蟑螂，所以对人的危害非常大。我们到底该如何消灭蟑螂？下面，病媒生物防治专家，被老百姓尊称为"蟑螂博士"的北京疾病预防控制中心副主任曾晓鹏博士将为我们的健康生活"出谋划策"。

携带病菌并传播病菌的昆虫叫病媒生物，也叫卫生害虫。

蟑螂的学名叫蜚蠊。现在已知的蟑螂种类有五千多种，但绝大部分生活在室外，跟我们人类的关系不大，所以大家不用紧张。

真正跟人类关系比较密切，又危害人类健康的蟑螂种类大概有十种。其中危害最严重的主要有两种，一种叫美洲大蠊，一种叫德国小蠊。美洲大蠊在室内蟑螂里属于个头最大的品种，美洲大蠊喜潮湿，主要分布在下水道，是南方许多城市的优势种。在北方地区，如北京地区，它的构成比大概只占5%，所以数量不是很多。德国小蠊个头小，但是全球分布最广，危害最大，是繁殖量最大的一种蟑螂。目前，它已成为蟑螂的优势种，也是常见种。例如，原来在南方，室内以大蠊为主，现在调查发现德国小蠊逐渐蚕食掉美洲大蠊的空间，这是因为，德国小蠊有更为强大的繁殖能力和生存能力。所以德国小蠊已经成为我国各个城市最常见、最猖獗、危害最严重的一种蟑螂。

蟑螂对人类的危害

第一，污染生活、工作环境。

有老百姓反映说他家里有蟑螂，弄得他寝食不安，他总感到蟑螂可能爬过他的碗筷，造成他不停洗碗的困扰。可见其打扰了我们正常的生活和工作，影响了我们的生活健康和生活质量。

第二，蟑螂无处不在，让人心生恐惧。

有的家庭，抽屉里、书柜里，甚至电器设备里也有蟑螂。

它还会藏匿在接线板、电话机、电视机、微波炉、冰箱、饮水机等处，似乎感觉蟑螂冷也不怕热也不怕，简直无孔不入。有的蟑螂甚至还会爬到人耳朵里去。

我曾经接到过某写字楼里工作人员的电话，说他们的办公室里到处都是蟑螂，深受其害，非常忧虑。

第三，蟑螂携带病菌，引起疾病。

蟑螂身上会携带各种病菌，如肝炎病毒、乙肝病毒、结核杆菌、真菌、寄生虫等。而且有研究表明，这些病菌在蟑螂的消化道里，能够保持半年之久仍维持病菌的活性。蟑螂会在很脏的地方爬行，又会在食物上爬行，它的这种生活习性，很容易把病菌传染给人类。

比如这里放一个水杯，曾经有蟑螂爬过，但是看不到痕迹，用的时候也没有清洗，尤其在夏天，用了这样的水杯会得肠道疾病。当然，也包括被蟑螂污染过的食物，也是不能吃的。

第四，蟑螂还可引发过敏反应。

国外有很多研究报道表明，很多过敏性炎症，如过敏性哮喘、过敏性鼻炎等，都是由蟑螂引起的。这是因为，蟑螂的分泌物、排泄物、蟑螂尸体等形成的干粉物质，对于过敏体质的人来说，都属于过敏原，会引发过敏反应。

蟑螂的生物学特性

很多老百姓很困惑，为什么家居环境和室外环境都变好了，蟑螂还是这么多？蟑螂也属于活化石，在地球上已生存了三亿五千万年，比恐龙出现的时间还早。通过研究蟑螂化石，人们发现，现在的蟑螂和亿万年前相比好像没有什么实质性的改变，但它还是在漫长的进化过程中，形成了很强的生存本领。

第一，我们概括它的生存特点是缝隙生存。大家知道蟑螂身体扁平，喜欢隐蔽在各种缝隙中。上面所说的德国小蠊，大概75%的时间都会在缝里待着。

我们生存的环境里有各种缝隙，只要有缝隙它就钻，甚至只有硬币厚的缝隙，它都可以进出自如。对它来讲，在缝隙里是非常安全的。有些电器设备里面也有那么多蟑螂，是因为某种程度上电器设备也是一种缝隙。

第二，蟑螂喜欢温暖潮湿的环境。家里的厨房和卫生间是蟑螂经常出没的地方，因为这两个地方有水源，也有食物来源。它还喜欢在电器的散热板、压缩机处安家，因为那里比较暖和。

第三，蟑螂繁殖能力很强，繁殖速度很快。以德国小蠊为例，它的雌性成虫都带着卵荚，一个卵荚内约有50只卵，如果在温湿度适宜、食物来源充足的情况下，大概45天繁殖一代。一只雌性蟑螂寿命大概为一年，如果在理想状态下，一年内繁殖3～4代，它的幼虫再继续繁殖，按这个几何数增长，一只雌性蟑螂一年能繁殖出数以万计的蟑螂。

蟑螂还进化出了很强的保护后代机制。怀孕的雌蟑螂带着一个卵荚，卵很整齐地在里面排列成两排，一般的杀虫剂无法渗透进去。

美洲大蠊和德国小蠊的产卵方式不一样。美洲大蠊会把卵荚直接产下来，用黏液粘在一个比较隐蔽的地方，如桌子的背面等比较隐蔽的角落里面，卵荚里面的养料足够小蟑螂生长，直到破壳而出。德国小蠊的繁殖特点是，雌蟑螂一直在身上携带着卵荚，一直到小蟑螂发育晚期到快成熟时，才把它产下来，这是一种很好的保护机制。我们做过一些实验，把杀虫药喷到带卵荚的蟑螂身上，它在死之前会用尽全力把卵荚脱落下来。这样做的目的是，在人们忽视卵荚的情况下，幼虫可以继续孵化。

第四，蟑螂的消化系统非常发达，食性很杂。蟑螂最喜欢吃香甜的食物，所以在面点间和糕点厂里的蟑螂特别多。除了可食性的食物外，它几乎什么都吃，如纸张、烟头、茶叶渣、胶水、肥皂、衣服，甚至唾液等。蟑螂吃的这些东西营养成分非常低，怎么能维持它的生存呢？研究发现，蟑螂的消化系统里，有一类共生菌能帮助它消化营养价值很低的物质，最后转换成它所必需的氨基酸和维生素，维持它的生存。所以蟑螂不仅是卫生害虫，也是档案害虫和纺织品害虫。有的研究还说它能靠酒中的营养物质维持生命，这也是有可能的，因为我曾经在检查的时候，发现一个饭店里的酒窖有很多蟑螂。它几乎什么都吃，所以我们的防

130

治难度非常大。

第五，蟑螂一般在夜间出来活动。大家知道蟑螂是夜行虫，它一般在晚上出来活动，我们在白天并不容易看到它。如果你在家里看到一只蟑螂，从专业角度来讲，一般可见率与总量是1：10 的关系，可以预测出家中蟑螂的数量。

蟑螂一般在晚上 10 点钟开始活动，半夜 12 点到次日凌晨两三点钟是它的活动高峰期，一般到凌晨四五点钟开始钻回它的缝隙里面去。如果白天总有蟑螂出没的话，说明蟑螂危害的程度已经很严重。

第六，蟑螂属于群居性生物，喜欢聚集。蟑螂身上及其排泄物中，都含有聚集信息素的物质，这种信息素，能引诱周边的蟑螂聚集在一起。

第七，扩散能力强。对人类具有危害性的蟑螂基本不是中国自有的。蟑螂可通过主动扩散和被动扩散两种形式迁移。如从货物运输中带过来的蟑螂，属于被动扩散；蟑螂通过抽油烟机、管道、下水道、缝隙爬到邻居家，属于主动扩散。

第八，蟑螂的耐药性非常强。如果总使用一种杀虫剂，不久会发现，蟑螂的耐药性增强了，药物不能发挥出作用。

小贴士：如果看到蟑螂不要恐慌，更不能直接把它拍死，因为它的病原菌会四处飞溅，它的卵荚也会不知去向。正确的方法是，将蟑螂裹在纸里烧死。

家庭除蟑有妙方

前篇，我们通过专家讲解，了解了不少蟑螂的习性和危害，但是到底该如何灭蟑？下面，病媒生物防治专家、北京疾病预防控制中心副主任曾晓鹏博士为我们具体讲解灭蟑螂的方法。

灭蟑螂首先应以预防为主。每年，一些卫生部门会号召市民在某个时间段里，集中统一投药来预防、灭杀蟑螂。以北京为例，这几年通过统一的灭蟑行动，蟑螂的侵害率已大大降低。我们有一组数据表明，2008 年，北京家庭中蟑螂的侵害率已高达40% ~50%，也就是说按 500 万户的家庭来算的话，近 200 多万户家庭里都有蟑螂，并深受其害。从 2008 年开始，北京开展了"健康北京灭蟑行动"，在 2008 年、2009 年、2010 年连续搞了三次。现在，北京的蟑螂密度已经降到了 20%，也就是将近减少了一半，非常有效。其中在 2008 年年底到 2009 年年初的那次灭蟑行动中，政府派出专业人员挨家挨户为老百姓灭蟑，当时统计，有154万户家庭都参加了灭蟑活动，蟑螂肆虐得到遏制。这里，我建议大家要积极响应、积极参与、积极配合这样的活动，共同创建一个比较安全、放心的环境。

除了家里的蟑螂，很多人购买的箱装食物，可能箱子里会有蟑螂卵，这是需要注意预防的方面。

除蟑的物理方法

物理方法有诱捕、高温烫杀等，这些方法操作性不是很强，对蟑螂的预防非常有限，不能很好地控制蟑螂的数量。现在，用的比较好的物理方法是粘捕法，就是市场上销售的蟑螂屋。使用时，把里面的粘纸揭开，其上面粘有一包信息素，能吸引蟑螂，粘纸会把蟑螂牢牢粘住，直至蟑螂脱水而死。蟑螂屋的好处是，可以为蟑螂创造一个隐蔽的环境，所以它更喜欢往里钻。有些蟑螂屋有信息素，有些带食物饵料，引诱的作用都非常好。一般要把这种蟑螂屋放在比较隐蔽的地方，如冰箱下面，但是蟑螂屋有一定的高度，可以把粘纸取出直接放在冰箱下面。为了增加引诱的效果，我们还可以放一些面包屑、点心渣在上面。粘蟑纸是目前比较有效的灭蟑方法。

事实上粘蟑纸有两个功效。第一，粘蟑纸可以起到监测的作用，如家里的蟑螂数量和家里各处的危害程度。第二，一个家庭中的蟑螂数量，德国小蠊不能超过30只，美国大蠊不能超过15只。如果一个晚上只粘到一只蟑螂，说明危害程度不算高。如果一个晚上粘到5～10只以上，说明家庭中蟑螂的危害程度已经非常高了，或者说家庭中部分地方的危害程度非常高。所以我建议大家要将这种粘蟑纸，放在房屋各处的隐蔽处，然后每天抽出来

133

检查一下，最好放在蟑螂经常出没的地方。蟑螂屋比较适合用于蟑螂密度比较低的家庭中，用完后可以烧掉或扔掉。

除蟑的化学方法

目前蟑螂的防治，虽然首先要有环境治理，但更重要的是化学药物处理。因为仅仅靠打扫卫生，是很难消灭蟑螂的。一般化学方法又分喷雾剂、胶饵、饵剂等。防治蟑螂，我们提倡综合用药原则，就是尽可能将不同的药组合起来使用。

一开始，老百姓不知道用什么药，更不知道怎么搭配，所以，我们在北京灭蟑行动中专门设计了"灭蟑套餐"让民众使用。"灭蟑套餐"里有光盘，光盘里有如何使用灭蟑药的示意说明，还配有几种常用药。家庭灭蟑，我们主要推荐使用粘蟑纸，另外，我们重点推荐灭蟑胶饵。

胶饵实际上是一种毒饵，蟑螂吃下去后，能够致死。

1. 胶饵的特点

第一，胶饵对蟑螂而言，湿润可口，因为它含有一定的水分，所以蟑螂比较爱吃。

第二，蟑螂主要在缝隙里活动，胶饵可以直接点挂在瓷砖缝、柜子缝里。蟑螂还喜欢在电器里生活，如微波炉、饮水机、电脑等处，这些地方不能直接喷药，但可以用胶饵，而且效果很好。

第三，胶饵基本上没有气味，比较安全。胶饵相对于其他灭蟑药，对大人、小孩、宠物都比较安全。同时胶饵点的部位比较隐蔽，小孩、宠物也不容易够到。

第四，胶饵防水性能好。

2. 胶饵的使用方法

使用胶饵的原则有四个字，叫点状处理，就是别挤成一条，而是一点一点隔开距离使用。胶饵管头很细，每次挤出量不超过绿豆大为宜，约为0.2克即可。所有毒饵的共同使用原则是，量少、点多、面广。使用胶饵时，在蟑螂经常活动的缝隙里，隔一段距离点一个点，这个距离在10～20厘米即可。比如在柜子、抽屉里经常发现蟑螂，首先要点这些家具的四个角，两个角之间可以点两点，或根据具体情况增加点量。

蟑螂还喜欢在冰箱背面的压缩机里筑巢，可以把胶饵点在集气罐里，晚上蟑螂出来，就会去吃这个胶饵。

一个厨房推荐20～30点胶饵，最多不超过50～60点胶饵。由于胶饵防水，还可以在卫生间、浴室、厨房的水池下面使用，不会影响或降低药效。胶饵也能挤在下水道口或浴缸的下水孔处，只要不用大量水冲，使用起来都没问题。

胶饵点完后可以保留两个月，所以两三个月后再更换一次。如果两三个月后观察到的蟑螂数量少了，我建议大家至少定期更换胶饵在半年到一年内。如果邻居家里有蟑螂，建议大家在抽油烟机的管道连接处点上胶饵，预防蟑螂的扩散和繁殖，一般半年点一次，并长期保留，对我们的生活不造成影响。

目前，胶饵方法是最有效的，不光在我国比较常用，世界各个国家包括发达国家都在使用。

除了胶饵，还有一种含饵剂的颗粒剂，也是一种毒饵。它的性质跟胶饵一样，只是它的形态是颗粒状的。使用的总原则也是量少、点多、面广。使用时，不要直接撒在房间里，如可以用瓶盖装五分之一的量放在房间里的隐蔽处。我建议在厨房里放10～

20 个即可。购买杀虫喷雾剂时，要选择专门针对爬虫的杀虫剂，因为这种喷雾剂的气雾颗粒较粗，喷完后能很快沉降下来，可以附着在蟑螂身上。还有，尽量买喷头带管的杀虫剂，便于喷洒缝隙中的蟑螂。

小贴士：不建议大家使用杀蟑烟雾剂，因为这种烟雾剂如果使用不当，存在一定的安全隐患。

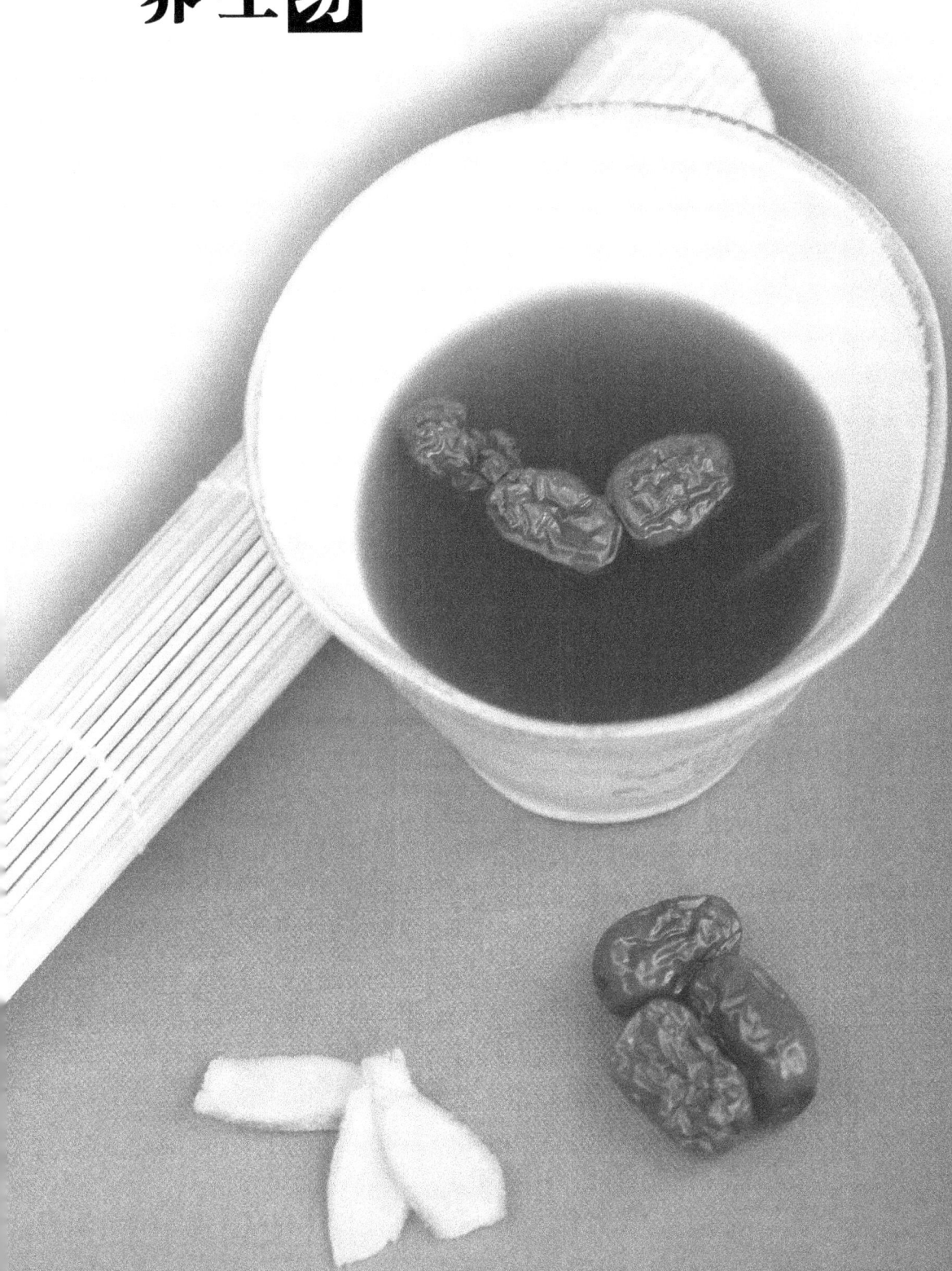

养生坊

虾皮豆腐汤

食材：虾皮 10 克

豆腐

盐

油

葱

虾皮含有丰富的钙质，而豆腐则含有丰富的优质蛋白。

做法：

1. 将虾皮洗干净，豆腐切成小块；

2. 锅中放少许油，用葱花爆一下锅，放入虾皮和豆腐，然后放入适量水，以能没过豆腐为宜；

3. 水开后放入盐，由于虾皮本身已经含有盐，因此盐不要放得太多。

功效：补钙。

药酒

食材：红花

桂皮

附子（大热的药，能温经散寒）

干姜（温经散寒）

白酒 1000 毫升

做法：

1. 将白酒放在一个容器里；

2. 先放附子，因为它是主药，然后放桂皮、干姜；

3. 将红花用纱布包起来，放入酒中；

4. 把酒盖起来，在一个阴凉的地方放置七天就可以了。

功效：温经散寒，温血通脉；预防和治疗冻疮。

小贴士：比较讲究的人会先用纱布把这几味药包起来，包与不包的区别在于，最终的药酒能纯净一点，否则会有药渣。在这里需注意的是，别的药可以不包，但是红花一定要包，因为它很琐碎，如果不包就放在酒里面，药酒就不好看了。

关于饮用方法：

1. 附子的药性比较强，所以不能多喝，一般可以饮用 10 ~ 15 毫升；

2. 阴虚火旺的人最好不要喝；

3. 要注意喝的时间，吃完午饭后喝一点是最好的。

莲子薏仁汤

食材：莲子 50 克

薏仁 30 克

139

芡实 15 克

龙眼干 10 克

蜂蜜适量

做法：

1. 将莲子、薏仁、芡实放入锅中，然后在锅中加入水；

2. 开火后开始熬煮，煮的时间不能太短。水开以后用中小火再煮 1 个小时左右；

3. 中小火煮 1 个小时之后，将龙眼干放入锅中再熬几分钟；

4. 将蜂蜜放入熬好的汤中，盛出即可。

功效：美容、养颜、滋养肌肤。

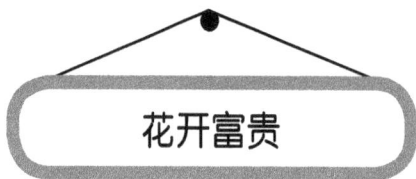

花开富贵

食材：西红柿

香菇

菜花

姜

花椒粒

鸡精

盐

油

做法：

1. 用开水焯好菜花备用；

2. 把西红柿切成月牙状，用小刀将瓤去掉，在盘中摆成莲花边；

3. 热锅放油，爆香花椒、姜末后放入香菇、菜花；

4. 加入水、盐、鸡精，继续翻炒均匀；

5. 将炒好的菜装在盘中。

功效：补充维生素 C，清热解毒。

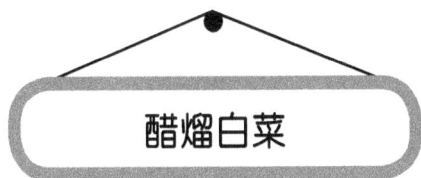

醋熘白菜

食材：长白菜

　　　　醋

　　　　盐

　　　　淀粉

做法：

1. 顺着长白菜生长的纹理切成长条，将白菜帮在锅中翻炒一段时间后，再加入白菜叶翻炒；

2. 放入醋、盐调味；

3. 将水淀粉调匀，勾芡后盛盘。

功效：排毒养颜，抗癌防癌。

韩式拌黄瓜

食材：黄瓜

　　　　蒜

　　　　洋葱

　　　　干辣椒

　　　　白糖

　　　　韩式拌酱

　　　　白醋

　　　　芝麻

做法：

1. 将黄瓜切片；

2. 将洋葱切成洋葱圈；

3. 用水、白糖、白醋浸泡黄瓜、洋葱10分钟；

4. 将浸泡好的洋葱、黄瓜滤干，加入蒜末、干辣椒、韩式拌酱后拌匀，装盘后撒上芝麻即可。

功效：美容养颜、防癌抗癌。

双皮奶

食材：鲜牛奶200毫升

鸡蛋 2 枚

糖

做法:

1. 把鲜牛奶放进微波炉里，加热 1 分钟，加入糖；

2. 用蛋清分离器分离蛋黄和蛋清；

3. 用力打蛋白，直到发泡为止；

4. 将蛋清泡沫和牛奶混合在一起，搅拌均匀；

5. 将混合物放进微波炉里面，加热 5 分钟；

6. 在室温下凉凉后，放在冰箱内一个半小时，表面就会结上一层蛋皮，这样双皮奶就做好了。

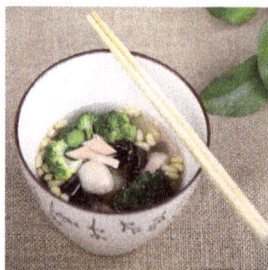

松仁鹌鹑蛋

食材：

- 松仁20克
- 鹌鹑蛋12个
- 西兰花100克
- 鲜木耳
- 生姜5克
- 火腿10克
- 盐5克
- 味精2克
- 白糖1克
- 熟鸡油1克

做法：

1. 鹌鹑蛋煮熟去壳，西兰花切成小块，鲜木耳洗净切小片，生姜去皮切片，火腿切菱形小片；
2. 烧锅下油，放入姜片，爆香后注入清汤烧开，下入鹌鹑蛋、鲜木耳片、火腿片，用中火煮开；
3. 投入西兰花、松仁，调入盐、味精、白糖，用中火煮透，淋入熟鸡油即可。

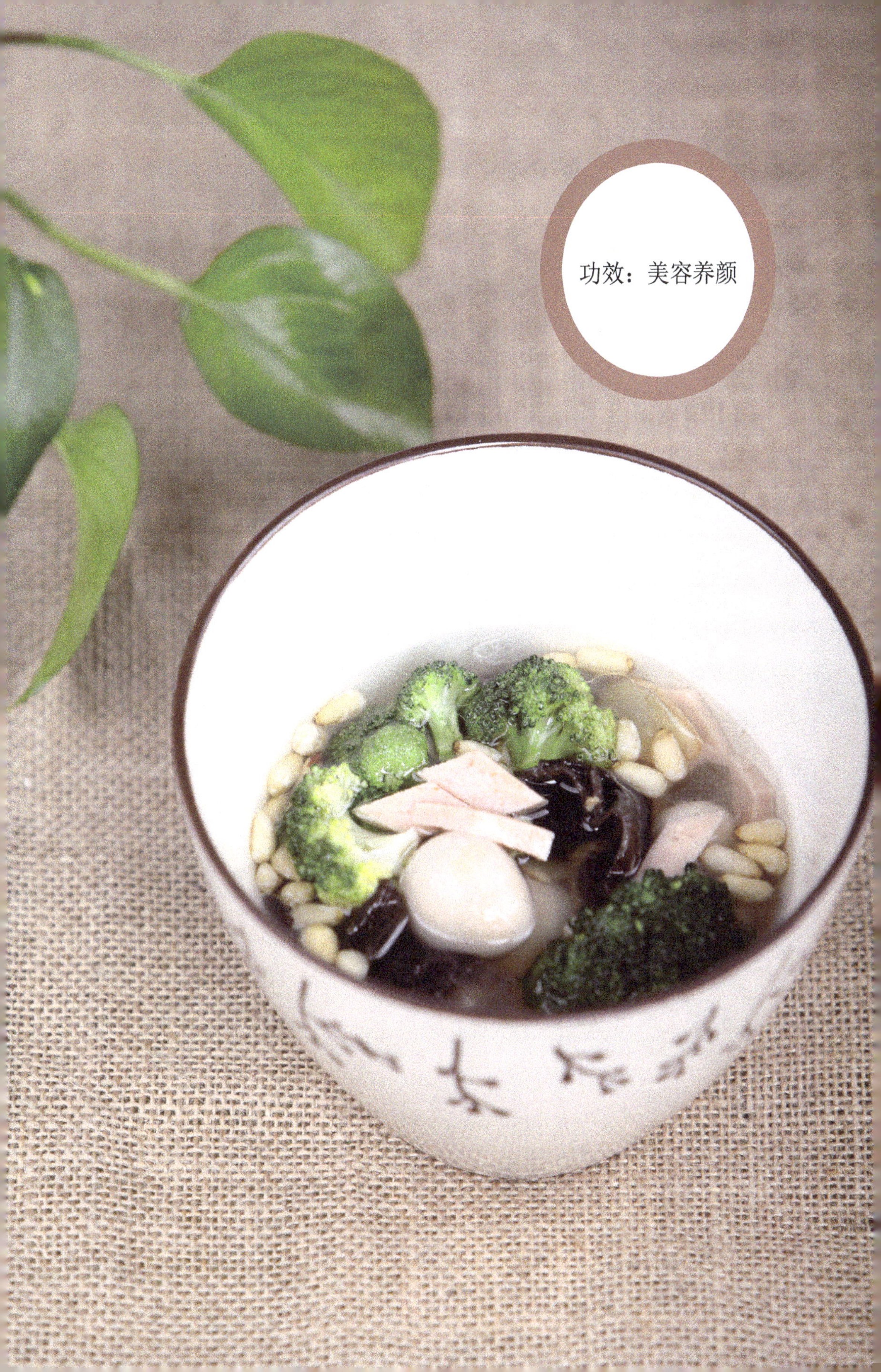

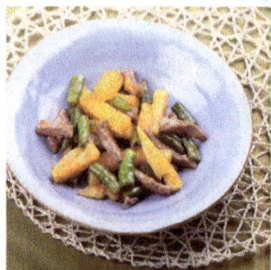

香菠炒牛柳

牛里脊肉230克

菠萝1/4个

白胡椒粉

蛋清

花雕酒

尖椒

番茄汁

干淀粉（玉米淀粉、小麦淀粉、绿豆淀粉均可）

做法：

1. 将牛里脊肉洗净，切成粗粒状，用腌料（蛋清、淀粉等）搅拌均匀；
2. 锅中加入适量油，将肉粒炸成七八成熟；
3. 另起锅，将两茶匙油烧热，倒入番茄汁、尖椒翻炒；
4. 把牛肉粒回锅、菠萝放入锅中炒熟即可。

功效：健脾解渴
　　　益气消暑

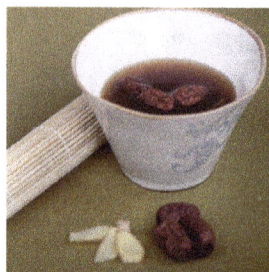

五神汤

食材：

荆芥10克
苏叶10克
生姜10克
茶叶6克
大枣3颗
红糖30克

做法：

1. 将荆芥、苏叶装入纱布袋中，与生姜、茶叶一同放入500毫升的水中，文火上煎15分钟；
2. 放入大枣及红糖，加热至红糖溶化，取出纱布袋即可。

功效：疏风散寒
发汗解热

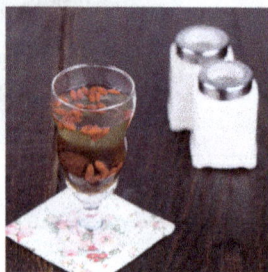

益智茯神饮

食材：

龙眼肉30克

枸杞子15克

大枣4～6颗

茯神25克

做法：

1. 先把茯神捣碎，装入纱布袋中（封口绑紧，防止药渣流出来）；
2. 将所有药材放入锅中，再加入适量的水煮开即可。

功效：益气养心
镇静安神

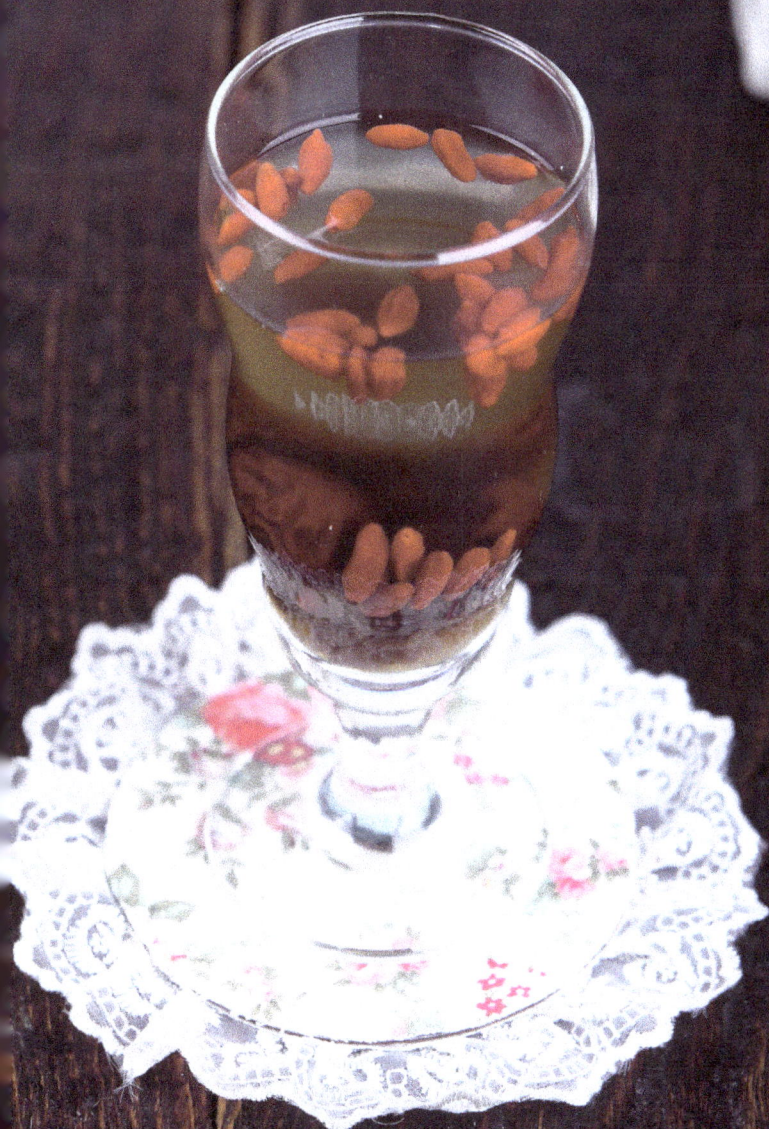

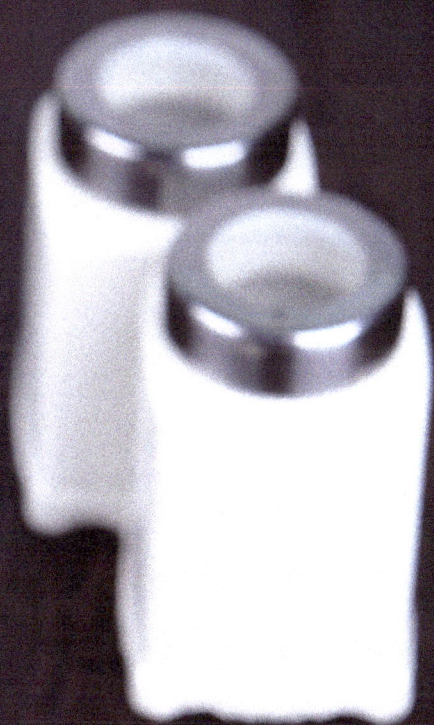

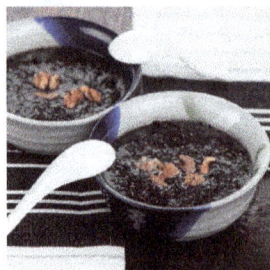

茯苓核桃粥

食材：

茯苓15克
核桃仁20克
黑芝麻20克
黑豆30克
大米150克
蜂蜜适量

做法：

1. 将所备药材、食物淘洗干净；
2. 把所有原料放于锅内，注入适量水，大火烧沸，再用文火炖煮35分钟后，加入红糖、蜂蜜即成。

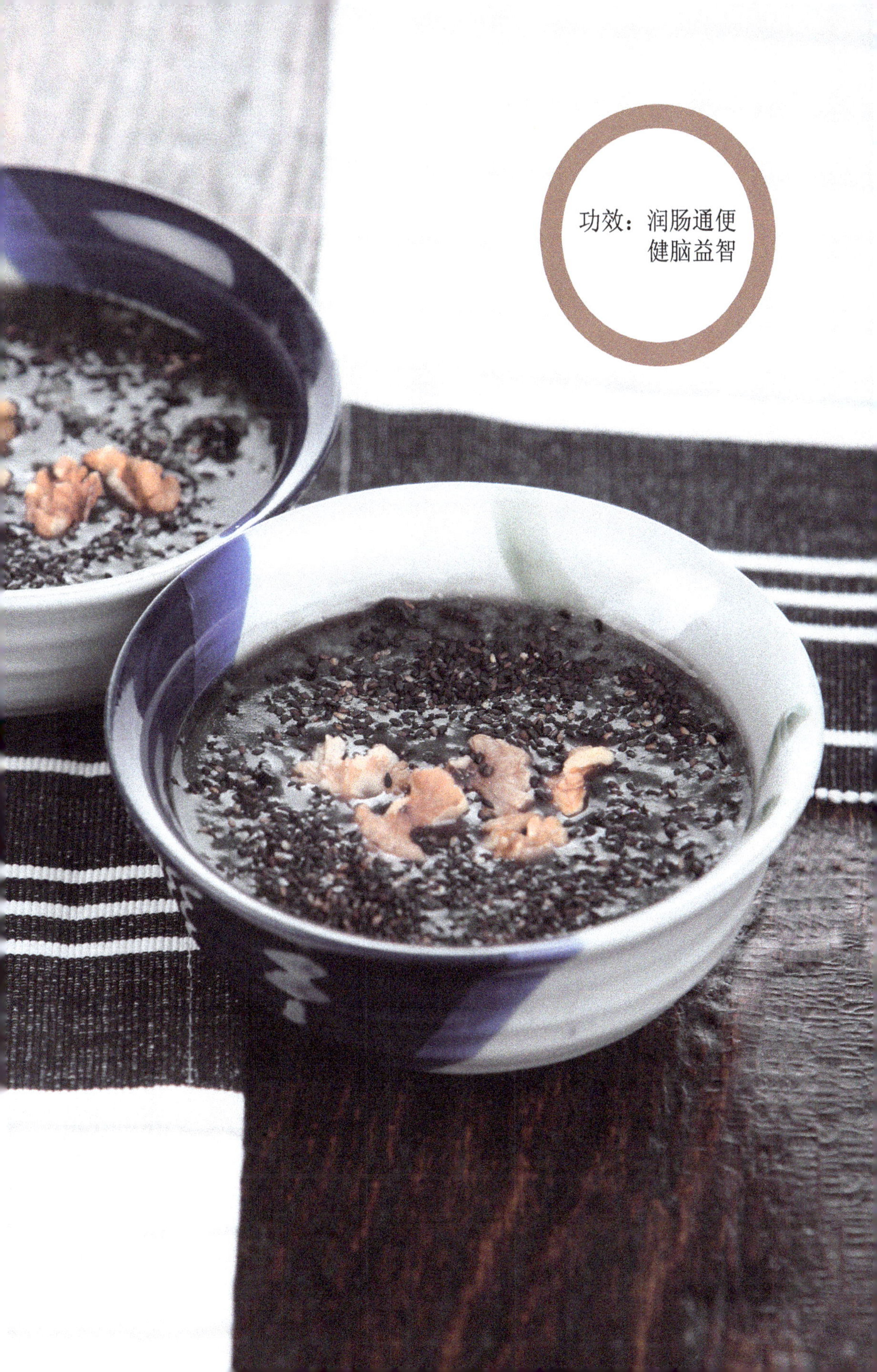

功效：润肠通便
健脑益智

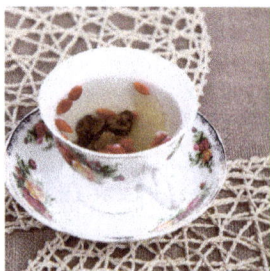

醒脑明目饮

食材:

 天麻15克

 川芎5克

 枸杞15克

做法:

> 1. 将天麻、川芎、枸杞一并放入杯中用热水冲泡；
> 2. 用焖烧杯或保温杯焖10~20分钟即可饮用。

功效：促进血液循环、养血明目

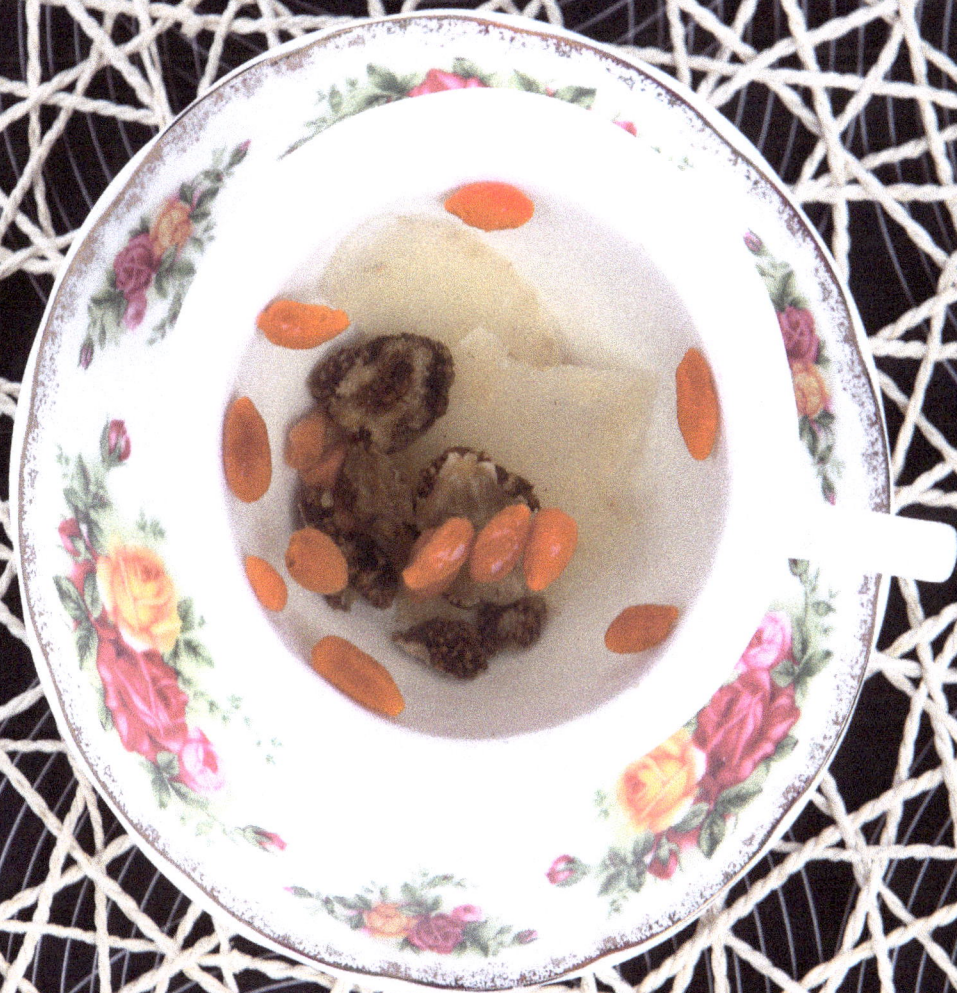

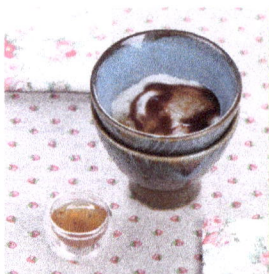

红豆香芋糕

食材：

芋头2个
红豆沙4匙
桂花糖

做法：

1. 将芋头上锅隔水蒸25～30分钟，直到熟透为止；
2. 芋头去皮切块，放入容器，用汤匙捣成泥；
3. 将芋头泥、红豆沙在碗内搅拌均匀后倒扣出，撒上桂花糖。

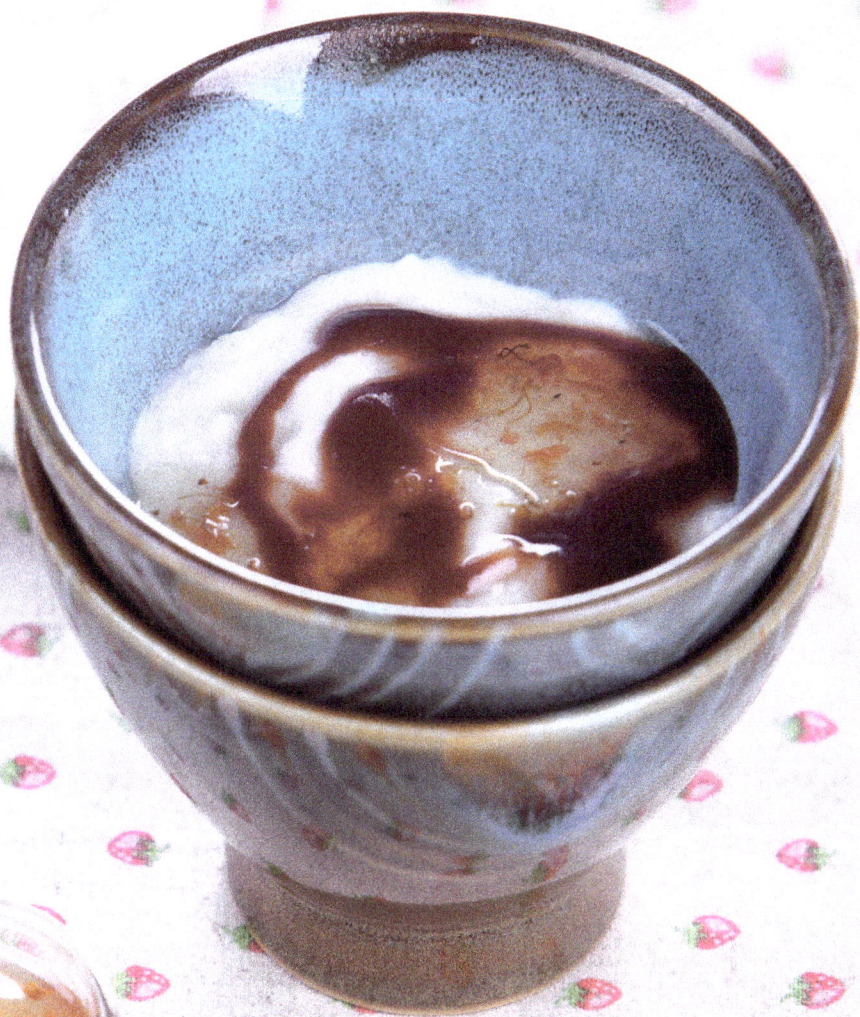

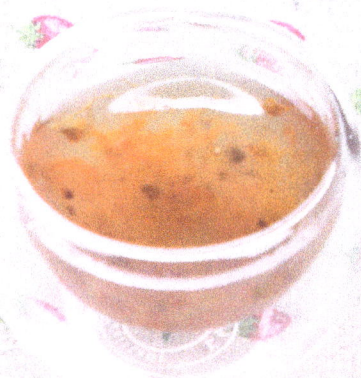

功效：清心养神
健脾益肾

时鲜菜叶汁

食材：

油麦菜

做法：

1. 取新鲜的油麦菜用水冲洗干净，凉开水冲一遍后晾干；
2. 用刀将菜叶切碎，用榨汁机取汁；
3. 用干净纱布将菜汁过滤即可，服用时可加入少许凉开水。

功效：清燥润肺
　　　降胆固醇

图书在版编目（CIP）数据

孩子身心健康自然乖／养生一点通栏目组 编. 一北京：东方出版社，2012

ISBN 978-7-5060-4596-4

Ⅰ.①孩…　Ⅱ.①养…　Ⅲ.①儿童教育：家庭教育　Ⅳ.①G78

中国版本图书馆 CIP 数据核字（2012）第 057173 号

孩子身心健康自然乖

（HAIZI SHENXIN JIANKANG ZIRANGUAI）

编　　者：养生一点通栏目组
责任编辑：姬　利　刘洁丽
出　　版：东方出版社
发　　行：人民东方出版传媒有限公司
地　　址：北京市东城区朝阳门内大街 166 号
邮政编码：100706
印　　刷：北京海石通印刷有限公司
版　　次：2012 年 6 月第 1 版
印　　次：2012 年 6 月第 1 次印刷
印　　数：1—10000 册
开　　本：710 毫米 ×960 毫米　1/16
印　　张：10.5
字　　数：117 千字
书　　号：ISBN 978-7-5060-4596-4

发行电话：（010）65210059　65210060　65210062　65210063

www.ingramcontent.com/pod-product-compliance
Lightning Source LLC
Chambersburg PA
CBHW080240270326
41926CB00020B/4320